TRAUMA TRANSGERACIONAL, ISOLAMENTO SOCIAL E SOLIDÃO

CB125017

Antonio Máspoli

Trauma transgeracional, isolamento social e solidão

ALTA BOOKS
GRUPO EDITORIAL

Trauma transgeracional, isolamento social e solidão

Copyright © 2025 Contra o Vento.

Contra o Vento é uma empresa do Grupo Editorial Alta Books (STARLIN ALTA EDITORA E CONSULTORIA LTDA).

Copyright © 2025 Antonio Máspoli.

ISBN: 978-65-83604-89-7

Impresso no Brasil — 1ª Edição, 2025 — Edição revisada conforme o Acordo Ortográfico da Língua Portuguesa de 2009.

DADOS INTERNACIONAIS DE CATALOGAÇÃO NA PUBLICAÇÃO (CIP)
(BENITEZ Catalogação Ass. Editorial, MS, Brasil)

G633t
1. ed. Gomes, Antonio Máspoli de Arajújo
Trauma transgeracional, isolamento social e solidão / Antonio Máspoli de Arajújo Gomes. – 1. ed. –Rio de Janeiro : Contra O Vento, 2025.
186 p.; 16 x 23 cm

Bibliografia.
ISBN 978-65-83604-89-7

1. Covid-19 – Pandemia – Aspectos sociais. 2. Isolamento social. 3. Psicanálise. 4. Transgeracionalidade. 5. Trauma psíquico I. Título.

05-2025 / 70 CDD 150.1

Índice para catálogo sistemático :
1. Isolamento social : Trauma psíquico : Psicanálise 150.1
Aline Graziele Benitez – Bibliotecária – CRB-1/3129

Todos os direitos estão reservados e protegidos por Lei. Nenhuma parte deste livro, sem autorização prévia por escrito da editora, poderá ser reproduzida ou transmitida. A violação dos Direitos Autorais é crime estabelecido na Lei nº 9.610/98 e com punição de acordo com o artigo 184 do Código Penal.

O conteúdo desta obra fora formulado exclusivamente pelo(s) autor(es).

Marcas Registradas: Todos os termos mencionados e reconhecidos como Marca Registrada e/ou Comercial são de responsabilidade de seus proprietários. A editora informa não estar associada a nenhum produto e/ou fornecedor apresentado no livro.

Material de apoio e erratas: Se parte integrante da obra e/ou por real necessidade, no site da editora o leitor encontrará os materiais de apoio (download), errata e/ou quaisquer outros conteúdos aplicáveis à obra. Acesse o site www.altabooks.com.br e procure pelo título do livro desejado para ter acesso ao conteúdo.

Suporte Técnico: A obra é comercializada na forma em que está, sem direito a suporte técnico ou orientação pessoal/exclusiva ao leitor.

A editora não se responsabiliza pela manutenção, atualização e idioma dos sites, programas, materiais complementares ou similares referidos pelos autores nesta obra.

Produção Editorial: Grupo Editorial Alta Books
Diretor Editorial: Anderson Vieira
Editor da Obra: Eduardo de Proença
Vendas Governamentais: Cristiane Mutüs
Gerência Comercial: Claudio Lima
Gerência Marketing: Andréa Guatiello
Revisão: Helena Oliveira
Diagramação: Luana Vulcano
Capa: Victoria Cristina Eduardo

ALTA BOOKS
GRUPO EDITORIAL

Rua Viúva Cláudio, 291 — Bairro Industrial do Jacaré
CEP: 20.970-031 — Rio de Janeiro (RJ)
Tels.: (21) 3278-8069 / 3278-8419
www.altabooks.com.br — altabooks@altabooks.com.br
Ouvidoria: ouvidoria@altabooks.com.br

Editora **afiliada à:**
ASSOCIADO

Sumário

Prefácio

No coração da pandemia, todos nós fomos tocados por um desafio sem precedentes, especialmente quando se trata de como nos sentimos por dentro. A distância física entre nós cresceu, e com ela, um sentimento pesado de solidão, ansiedade e tristeza. Agora, mais do que em qualquer outro momento, é crucial abraçarmos uns aos outros, mesmo que seja virtualmente. Precisamos construir pontes de suporte emocional, buscar ajuda quando necessário e espalhar consciência sobre a importância de cuidar de nossa mente. Através de um olhar gentil e mãos estendidas, podemos enfrentar esses dias difíceis. Refletindo em 9 de maio de 2020, me aprofundei em três perguntas essenciais levantadas pela pandemia:

1. O que perdemos? A pandemia nos tirou muito. Para alguns, foram as pequenas rotinas diárias; para outros, empregos ou até entes queridos. Essas perdas são profundas e irreversíveis. Mas permanecer preso à dor não nos ajuda a seguir em frente. O que nos resta são as memórias, o amor que compartilhamos e as lições que aprendemos.
2. O que restou? Depois de toda a tempestade, o que realmente permanece é o agora – a vida que temos e o presente que podemos moldar. Esses são nossos verdadeiros tesouros, cheios de novas possibilidades e esperanças. Enquanto houver vida, há uma promessa de novos começos e soluções esperando ser descobertas.
3. O que aprenderemos? Essa crise nos trouxe lições valiosas sobre a importância da fé, do amor e da esperança - não apenas sentimentos, mas ferramentas poderosas que nos ajudarão a reconstruir e encontrar novos caminhos para um futuro melhor. As lições de hoje são os alicerces sobre os quais podemos construir amanhã.

Com esses pensamentos, meu olhar agora se volta para a solidão e o isolamento social no universo digital. Estou em busca de compreensão e soluções para esses desafios pois acredito que podemos encontrar maneiras de nos conectar profundamente, mesmo à distância.

O objetivo deste livro é contribuir para a compreensão da solidão e do isolamento social e seus impactos na saúde mental de jovens e adultos.

Trata-se de pesquisa sobre a solidão e o isolamento social, iniciada em 2002, com a publicação do artigo "Solidão e Isolamento Social numa Perspectiva Multidisciplinar", na *Revista Fides Reformata*, e finalizada em dezembro de 2019. A situação, contudo, obrigou o autor a retirar o livro do prelo para realizar uma observação participante sobre os efeitos da solidão e do isolamento social, durante a pandemia de covid-19, na saúde mental. A pesquisa foi realizada com a observação de 100 jovens e adultos, de 13 de março de 2020 a 31 de dezembro de 2021. A investigação original foi totalmente reformulada, a fim de incorporar, portanto, os resultados da observação efetuada pelo autor no período indicado.

Do dia 13 de março de 2020 até meados de 2021, o Brasil viveu o impacto do isolamento social obrigatório, visando evitar a contaminação por covid-19, que atingiu o povo brasileiro em todas as suas atividades relacionais, familiares e profissionais.

O autor viveu por dois anos em isolamento social quase absoluto nesse período, saindo apenas para comprar remédios e alimentos. Nesse intervalo de tempo, o autor também ministrou aulas para alunos da graduação em Psicologia da Universidade Presbiteriana Mackenzie e atendeu pacientes e mentoreados por videoconferência.

No tempo do isolamento social obrigatório, no auge dessa vivência coletiva, além de aplicar a Pesquisa Participante na observação de alunos da Universidade Mackenzie, o autor colheu ainda 100 depoimentos sobre os impactos da solidão na saúde mental de jovens e adultos. As observações feitas pelo autor são corroboradas pelos dados publicados pela Organização. Ademais, com o isolamento social obrigatório, a pandemia revelou uma nova face da emergência dos transtornos mentais e da saúde mental no mundo:

> As mudanças ocasionadas pela pandemia de COVID-19, nos últimos dois anos, como o distanciamento físico, teletrabalho, fechamento de escolas, perda de contato com familiares e amigos, têm resultado para muitas pessoas em sentimentos de medo, ansiedade e tristeza (WHO, 2020). De acordo com uma pesquisa realizada pela KFF – Kaiser Family Foundation, nos Estados Unidos (EUA), cerca de 4 em cada 10 adultos (41,1%) relataram algum sintoma de depressão ou ansiedade em 2021, prevalência maior do que em 2019, quando o levantamento demonstrou que aproximadamente

> 1 em cada 10 adultos (11%) apresentou tais sintomas (Panchal et al., 2021). Dados do CDC – Centers for Disease Control and Prevention, de junho de 2020, apontaram aumento dos sintomas de ansiedade, depressão, uso de álcool e outras substâncias, stress e ideação suicida nos 30 dias que antecederam a pesquisa (Gordon, 2021). (Subsecretaria De Saúde)

Além de analisar todos os aspectos psicológicos sobre a solidão humana, busca-se responder a algumas perguntas, tais como: O que é isolamento social? O que é solidão? Existe relação entre isolamento social e solidão? O que caracteriza o sentimento de solidão? Como a Sociologia compreende a solidão? Como a Psicologia explica a solidão? Quais os fundamentos neurocientíficos da solidão? Qual a relação da solidão com a saúde humana? Qual o impacto da solidão na saúde mental? Quais os principais transtornos mentais gerados pela solidão? Quais os principais transtornos mentais provocados pelo isolamento social?

A Universidade Aberta de Psicologia e Aucoconhecimento – Uniaberta (www.uniaberta.com.br) e a plataforma de atendimento psicológico Psicoterapia na Rede (www.psicoterapianarede.com.br) oferecem a você esta obra, Trauma Transgeracional, Solidão e Isolamento Social, a fim de contribuir com os estudos do isolamento social e da solidão e seus impactos na saúde mental no Brasil. O livro apresenta propostas de níveis de ação da prevenção à intervenção.

O texto destina-se a psicólogos, psiquiatras, médicos, profissionais de recursos humanos, patrões, administradores, empreendedores, artistas, místicos, sociólogos, antropólogos, filósofos, teólogos e todas aquelas pessoas que queiram se aprofundar na compreensão do isolamento social e da solidão.

Na realidade, o tema do isolamento social e da solidão recebeu pouca atenção dos pesquisadores até a pandemia da covid-19. Filósofos, sociólogos, psicólogos e mesmo teólogos dedicam pouco espaço ao assunto em suas pesquisas. Os textos sobre esse tema são escassos, as pesquisas rarefeitas. Quando se escreve sobre a solidão, toma-se um viés: seja da filosofia, seja da sociologia, seja da psicologia. Este texto busca abordar a solidão a partir a ótica multidisciplinar.

São Paulo, 09/05/2020

Antonio Maspoli

PARTE I:

PSICOLOGIA DO TRAUMA TRANSGERACIONAL

1. O Trauma Histórico Transgeracional no Sujeito e na Cultura

Nesta obra, o trauma histórico transgeracional é entendido como um conjunto de acontecimentos traumáticos cujos sintomas e suas manifestações ocorrem por meio da doença em si mesma. O trauma histórico é um tipo de Síndrome de Estresse Pós-Traumático. O trauma histórico pode ser transmitido através das memórias coletivas, de modo consciente e/ou inconsciente, ou mesmo por uma amnésia coletiva: o não dito. É possível que o trauma histórico se transmita de geração a geração, assim como seus afetos e sintomas correspondentes. Existem duas formas de transmissão do trauma histórico: a transmissão intergeracional e a transmissão transgeracional. Os termos "trauma transgeracional" e "trauma intergeracional" são sinônimos. Este pesquisador optou pelo termo *transgeracional*, por considerá-lo mais objetivo do que o termo *intergeracional*, embora entenda os dois termos citados como sinônimos.

A transmissão intergeracional ocorre por meio da transmissão das memórias traumáticas de uma geração para a outra. Essa é uma transmissão de elementos conscientes, intimamente ligados à história da memória do grupo. Essa transmissão se faz pela comunicação verbal e não verbal e acontece no seio da família, pelo contato direto entre seus membros – pais e filhos, avós e netos, irmãos e irmãs, tios e sobrinhos etc. (Schützenberger, 1993).

A transmissão transgeracional, por seu turno, refere-se à distância temporal de transmissão entre duas ou mais gerações. Transgeracional diz respeito a gerações, muitas vezes, sem contato direto. Atua no sentido descendente, uma vez que a geração passada passa para a geração atual suas memórias traumáticas. A transmissão de elementos patológicos se dá frequentemente de modo inconsciente, por meio do não dito, aquilo que segue os caminhos dos segredos proibidos, do tabu. O não dito se manifesta pelos sintomas psicológicos e psicossomáticos – a linguagem do trauma.

Não existe um único modelo para a compreensão da transmissão do trauma transgeracional nem das suas consequências. Um trauma histórico pode provocar modificações profundas no funcionamento do grupo e de seus indivíduos, com a consequente retraumatização dos seus membros. A violência sofrida pelos membros de um grupo social pode ser retransmitida, de maneira simbólica, aos indivíduos das gerações subsequentes, que atualizam não só o núcleo do trauma, como podem produzir a sintomatologia correspondente.

Diversos pesquisadores trabalham com a transmissão transgeracional do trauma. O primeiro a abordar o tema da transmissão intergeracional do trauma foi Sigmund Freud (2006a, 2006b), em *Totem e Tabu*" (2006a) e em *Moisés e o Monoteísmo* (2006b). Carl Gustav Jung tratou desse tema quase na mesma época, em sua obra *Símbolos da Transformação da Libido*, publicada em 1911-1912. Recentemente, o tema da transmissão intergeracional do trauma tem ocupado lugar de destaque na pesquisa sobre a transmissão do trauma na família.

Gabriele Schwab (2010) investiga a transmissão intergeracional do trauma em crianças substitutas, aquelas que nascem para ocupar o lugar de uma criança perdida numa família. Anne Ancelin Schützenberger (1998) aborda a transmissão intergeracional do trauma como a síndrome do antepassado e apresenta um conjunto de teorias psicanalíticas para a abordagem do trauma geracional e transgeracional (1993). Margaret Wilkinson (2010) estuda as relações entre o trauma transgeracional e a memória implícita, em uma abordagem junguiana e neurocientífica. Rachel Yehuda *et al.* (2015) demonstram a possibilidade de transmissão genética das consequências do trauma do Holocausto.

Neste trabalho, foram destacados alguns modelos de transmissão intergeracional do trauma, tais como o desamparo aprendido, a transmissão através das memórias coletivas e memórias afetivas e a transmissão mediante processos inconscientes, em Freud e Jung. Serão enfatizados, ainda, os recentes estudos sobre a transmissão genética das consequências do trauma transgeracional realizados por Rachel Yehuda e seus colaboradores.

2. O Trauma Transgeracional na Teoria Cognitiva Comportamental – O Desamparo Aprendido

Cynthia C. Wesley-Esquimaux e Magdalena Smolewski (2004) propõem um modelo cognitivo para a transmissão intergeracional do trauma histórico dos povos indígenas baseado no conceito de desamparo aprendido. O trauma histórico é compreendido como um complexo conjunto de acontecimentos traumáticos ocorridos num determinado espaço histórico e retransmitidos de geração a geração, por intermédio das memórias coletivas, da amnésia coletiva e de padrões de comportamento que reproduzem as condições originais do trauma e sua sintomatologia. Não se trata aqui de um processo estático, haja vista que tanto o trauma quanto sua transmissão são processos dinâmicos.

O desamparo aprendido pode afetar os seguintes processos psicológicos: motivação (que é reduzida, na ausência de incentivo para experimentar novas respostas de enfrentamento, produzindo comportamentos passivos e sem nenhuma atitude de reação); cognição (com a consequente incapacidade de aprender novas respostas de superação) e emoção (que seria a prevalência de estados depressivos, com sentimentos de inutilidade, culpa e até de pensamentos suicidas).

Segundo essa teoria, o desamparo aprendido pode se tornar um pré-requisito para a invisibilidade social, produzindo sujeitos incapazes ou sem vontade de agir de acordo com as normas sociais e sem forças para resistir, suscitando passividade na ação, em lugar de uma atitude proativa frente à realidade e ao processo de assimilação cultural (Wesley-Esquimaux; Smolewski, 2004, p. 77).

Em face da experiência de genocídio cultural, os indivíduos ou os grupos podem perceber que seus comportamentos de ação e reação não têm nenhum efeito sobre os acontecimentos em curso. Os indivíduos ou grupos podem tornar-se, assim, passivos, inativos, hostis, culpados e depressivos.

O fracasso social, nessa teoria, é atribuído ao comportamento do próprio grupo, sem considerar o contexto dos fatores históricos e sociais adversos que o cerca. Essa forma de compreender o fracasso social do grupo pode levar a uma atribuição interna de culpa que pode reduzir ainda mais a autoestima e a capacidade de resiliência do grupo traumatizado.

Não se desconsidera a relevância dessa abordagem neste trabalho; contudo, não se privilegia o desamparo aprendido na transmissão intergeracional do trauma nesta pesquisa por se ter em vista que o desamparo aprendido não é suficiente para explicar o trauma em suas características inconscientes. Não existe passividade quando se trata de grupos humanos em interação com outros grupos. Não se pode ver o homem apenas como objeto do processo social, pois mesmo aqueles que foram traumatizados historicamente podem agir como sujeitos da sua história pessoal e coletiva. Como sujeitos do processo histórico, podem mudar a biografia do sujeito e do grupo.

3. O Trauma Transgeracional em Sigmund Freud – O Complexo de Édipo

No texto *Totem e Tabu*, publicado em 1913-1914, Sigmund Freud (2006a) utiliza-se dos levantamentos feitos por Frazer (1980) na obra *Um ramo de ouro*, sobre a religião totêmica indo-europeia; com isso, procura conciliar suas teorias psicológicas, especialmente quanto à origem do complexo de Édipo, com base naquilo que observou em sua clínica psicológica, com o comportamento daqueles povos ditos primitivos pesquisados na biblioteca por Frazer. Freud comparou tais dados com os fatos observados em seus próprios pacientes – isso tudo ainda à época da Primeira Tópica. A partir desse estudo e de suas suposições, Freud admite coincidências com a estrutura da personalidade do homem atual. Entre essas coincidências, citamos a teoria edipiana, os conceitos de culpa e outros.

O primeiro ensaio do livro *O Horror ao Incesto* trata do tema demonstrado no título. A pesquisa sobre a origem desse horror é feita através dos *totens e tabus* das sociedades ditas primitivas. Freud afirma que os *totens e tabus* ainda existem, em nossa sociedade, sob forma psicológica. Se os totens e, principalmente, os tabus existem e, de maneira mais objetiva, na infância, pode-se supor que foram criados na infância ou então transmitidos pela cultura.

Não nos deteremos aqui descrevendo essas sociedades totêmicas, mas passaremos diretamente às conclusões que Freud extraiu delas: a) a sociedade totêmica tem por objetivo a exogamia (proibir o incesto); b) o ritual totêmico visa a manutenção desse estado; as evitações complementam as restrições de relação sexual, pois alguns casos não se encaixam nas proibições totêmicas, mas são igualmente indesejados pela sociedade; c) em geral, as proibições totêmicas ocultam o sentido de serem dirigidas essencialmente ao filho homem; d) há a generalização do horror ao incesto naquelas sociedades; e) se há tanta proibição, deduz-se que há muito desejo de fazer o proibido; f) esse horror ao incesto é uma característica essencialmente infantil nos dias de hoje; g) esse comportamento é igual ao da vida psíquica de um neurótico (infantilismo); h) o comportamento de o menino sentir-se atraído pela mãe e irmã é corrigido pela resolução do Complexo de Édipo; i) essa resolução se funda na rejeição e repressão que o ser humano faz aos primitivos desejos. Os desejos primitivos do homem mantêm-se, atualmente, sob forte repressão. A repressão é a base da cultura. É o preço que o homem paga para ser civilizado.

A conclusão óbvia, em decorrência desses postulados, é que a neurose é comum a todos nós. Freud explica a continuidade do totem e especialmente dos tabus, pela transmissão intergeracional da psique coletiva, por intermédio da cultura:

> Ninguém pode ter deixado de observar, em primeiro lugar, que tomei como base de toda minha posição a existência de uma mente coletiva, em que ocorrem processos mentais exatamente como acontece na mente de um indivíduo. Em particular, supus que o sentimento de culpa por uma determinada ação persistiu por milhares de anos e tem permanecido operativo em gerações que não poderiam ter tido conhecimento dela. Supus que um processo emocional, tal como se poderia ter desenvolvido em gerações de filhos que foram maltratados pelos pais, estendeu-se a gerações novas livres de tal tratamento, pela própria razão de o pai ter sido eliminado (Freud, 2006a, p. 159).

Freud utiliza o termo psique coletiva para explicitar, desse modo, a continuidade, geração após geração, de certas proibições, como a proibição de parricídio, canibalismo e incesto. Anne Schützenberger (1993) afirma que Freud empregava a expressão psique coletiva para fundamentar sua teoria da transmissão intergeracional da regra da proibição do incesto, do horror que essa regra produz. A proibição do incesto é a base para a construção da teoria do Complexo de Édipo (Schützenberger, 1993, p. 17-18). "Uma tal compreensão inconsciente de todos os costumes, cerimônias e dogmas que restaram da relação original com o pai pode ter possibilitado as gerações posteriores receberem sua herança de emoção" (Freud, 2006a, p. 160). E prossegue:

> Uma reflexão mais demorada, contudo, demonstrará que não estou só na responsabilidade por esse audacioso procedimento. Sem a pressuposição de uma mente coletiva, que torna possível negligenciarmos as interrupções dos atos mentais causados pela

> extinção do indivíduo a psicologia social em geral não poderia existir. A menos que processos psíquicos sejam continuados de uma geração para outra, ou seja, se cada geração fosse obrigada a adquirir novamente sua atitude para com a vida, não existiria progresso nesse campo, e quase nenhuma evolução. Isso dá origem a duas outras questões; quanto podemos atribuir a quantidade psíquica na sequência das gerações? Quais são as maneiras e meios empregados por determinada geração para transmitir seus estados mentais à geração seguinte? (Freud, 2006a, p. 159).

A transmissão intergeracional em Freud origina-se desses tabus ou desejos proibidos até hoje. Ele enfatiza que a espécie humana mantém impressões do passado distante, como traços de memória, e que há uma espécie de herança comum transmitida pela cultura. Com esse pressuposto, Freud assinala que o Complexo de Édipo, o medo da castração e a culpa que provocam várias neuroses modernas têm sua origem nos primórdios das hordas. Os jovens machos expulsos se rebelam contra a autoridade do velho macho da tribo, matando-o e redistribuindo as fêmeas entre si.

Freud faz analogia entre o tabu e a história da religião. Nessa analogia, ele compara a psicopatologia da gênese das neuroses humanas num campo da psicologia individual, enquanto os fenômenos religiosos fazem parte da psicologia grupal. Freud assevera que uma neurose nem sempre pode ser encarada como traumática e, na história do indivíduo neurótico, nem sempre é possível descobrir um trauma. Quando estudamos a história do indivíduo neurótico e não encontramos explicações, podemos sustentar que a neurose foi desenvolvida por uma dinastia de neuróticos (freud, 2006b).

Os sintomas de uma neurose constituem o resultado de certas experiências e impressões, segundo Freud: a) todo trauma ocorre primeiro na infância, até o quinto ano de idade, como impressão da época em que a criança começa a falar; b) as experiências são esquecidas, não acessíveis à memória dentro de um período de amnésia infantil, só interrompida por resíduos mnêmicos isolados; c) relaciona-se com a impressão de natureza sexual e agressiva a danos precoces do ego (mortificações narcisistas) (Freud, 2006b). Conforme Freud, as características dos fenômenos neuróticos são de dois tipos:

> a) positivos: são tentativas de pôr o trauma em funcionamento mais uma vez, recordando a experiência esquecida e experimentando a repetição. Esses esforços são fixações no trauma como compulsão a repetir, sendo que sua base e origem históricas estejam esquecidas. Por exemplo, um homem que passou parte da infância com forte ligação com a mãe e atualmente esquecida, pode passar o resto da vida procurando uma esposa que ele possa se tornar dependente, ou seja, onde ele possa se apoiar; b) negativos: o objetivo é que nada dos traumas esquecidos seja recordado e repetido. Reações defensivas podem intensificar em inibições e fobias (Freud, 2006b, p. 88-91).

Os traumas são experiências sobre o próprio corpo do indivíduo ou percepção de algo visto e ocorrido. Para saber sobre esses pontos, é preciso fazer um trabalho de análise capaz de provocar conhecimento das experiências esquecidas e trazê-las de volta à memória. A base psicológica da vida sexual dos seres humanos (ou a que corresponde, mais tarde, na vida adulta) é completada precocemente por volta dos cinco anos e permanece adormecida, num período de latência, até a puberdade, quando há o desenvolvimento da sexualidade. Essa base será o substrato sobre o qual o indivíduo adulto construirá seus relacionamentos sexuais.

O que foi reprimido não passa despercebido e tem que se defrontar com a resistência. Tudo que é reprimido é inconsciente. A consciência é uma qualidade que se liga ao processo psíquico apenas de passagem. O ego é principalmente pré-consciente, mas tem partes que são inconscientes. O id é a região mais antiga em nossa vida psíquica: o ego desenvolve-se a partir dele, mediante a influência do mundo externo. É no id que todos os nossos instintos primários estão em ação, e os reprimidos estão armazenados. Uma parte do conteúdo do id é absorvida pelo ego e elevada ao estado pré-consciente, enquanto outra permanece no id como inconsciente. Na formação do ego, algumas impressões e processos psíquicos são excluídos por intermédio de um processo defensivo. Processos inconscientes do id são levados ao nível do pré-consciente e incorporados ao ego, podendo seguir o caminho oposto e voltar para o id (Freud, 2006b).

As impressões dos traumas primitivos são enviadas para o pré-consciente ou são devolvidas pela repressão do superego para o espectro do id. Há probabilidade de que aquilo que opere na vida psíquica de um indivíduo possa incluir coisas que estarão inatamente presentes nele, de origem filogenética. O comportamento de crianças neuróticas com os pais, no Complexo de Édipo, só tem definição lógica filogeneticamente por vinculação com a experiência de gerações anteriores. A sobrevivência da tradição de um povo é desse tipo, e se trata de uma tradição herdada e transmitida pela comunicação da cultura (Freud, 2006b).

No período primitivo, depois de um tempo de lutas entre os próprios irmãos, os homens fazem um contrato social, com reconhecimento da obrigação mútua e introdução de instituições sagradas – primórdios da moralidade e da justiça. Estabelecem, dessa maneira, a regra da proibição do incesto, que será a base para a criação da cultura e das demais regras (Freud, 2006b). Se a regra da proibição do incesto é transmitida de uma geração a outra, por intermédio da cultura, o trauma correspondente à proibição do incesto também segue o mesmo curso dessa transmissão.

4. O Trauma Transgeracional em Carl Gustav Jung – O Complexo Cultural

Na obra *A Dinâmica do Inconsciente*, Carl Gustav Jung (1914, 1998) dedica mais de 40 parágrafos ao tema dos arquétipos e, ainda assim, sem deixar a questão totalmente esclarecida. Nesse livro, Jung afirma que os arquétipos constituem em uma paráfrase do *eidos* (ideias) de Platão, porém, conferindo outra conotação ao conceito de arquétipo. Em Jung, o arquétipo ganha o conteúdo de representação coletiva que faz referência a vivências culturais, de caráter mais universal (Jung, 1998, p. 139). Jung afirma que adota também as ideias de Santo Agostinho para desenvolver sua teoria dos arquétipos:

> Como bem se sabe, a Filosofia Medieval desde Agostinho – da qual tomei emprestada a ideia de arquétipo – até Malebranche e Bacon, ainda se encontra em terreno platônico, embora na escolástica já desponte a noção de que os arquétipos são imagens naturais gravadas no espírito humano (Jung, 1998, p. 140).

Em 1914, Jung emprega, pela primeira vez, a palavra *arquétipo* (Jung, 1998). Anteriormente, Jung usava os termos *imagem primordial* e *imagem arcaica, de* Jacob Burckarti, para se referir ao que posteriormente chamou de arquétipo. O fato de ter-se utilizado do conceito de Jacob para referir-se aos arquétipos deu origem a uma opinião errônea, segundo a qual Jung pressupõe, com o arquétipo, a hereditariedade das representações psíquicas. Jung procurou retificar e mesmo refutar esse ponto de vista em várias passagens de sua obra. Portanto, o termo *arquétipo* só é válido, nesta pesquisa, à luz da teoria de Jung (Gomes, 1988). O arquétipo é a base para se compreender o conceito junguiano de inconsciente pessoal e coletivo. O arquétipo é base desses construtos teóricos e, especialmente, de memórias coletivas.

> Devemos incluir no inconsciente também as formas *a priori* inatas de intuição, quais sejam, os arquétipos da percepção e da apreensão

> que são determinantes necessários e *a priori* de todos os processos psíquicos. Da mesma maneira que os instintos impelem o homem a adotar uma forma de existência especificamente humana, assim também os arquétipos forçam a percepção e a intuição a assumirem determinados padrões especificamente humanos; os instintos e os arquétipos formam o inconsciente coletivo (Jung, 1998, p. 137).

A Psicologia Analítica postula, por conseguinte, que os conteúdos do inconsciente coletivo são os arquétipos, os quais seriam probabilidades psicológicas que favorecem a aquisição da cultura, desde os tempos primordiais, com a possibilidade de serem ou não percebidas pelo conhecimento consciente. Os arquétipos são padrões mnêmicos e formas de apreensão de redes neurais que podem ser atualizados pela cultura. Em outras palavras, os arquétipos correspondem ao sistema operacional do sujeito, que lhe possibilitam desvelar o *software* da cultura (Jung, 2000). "Os arquétipos são formas de apreensão, e todas as vezes que nos deparamos com formas de apreensão que se repetem de maneira uniforme e regular, temos diante de nós um arquétipo, quer reconheçamos ou não o seu caráter mitológico" (Jung, 1998, p. 141). Modernamente, os arquétipos são comparados a modelos computacionais:

> Voltando agora à analogia da mente na linguagem das operações de computador, chegamos ao segundo estágio principal do processo. Quando os dados estão reunidos, o programa começa a ser processado no computador. Faz perguntas e indica direções; "Se isto [...] então isto [...]. Se não isto, passe a próxima possibilidade". Agora, os processos de fatoração lógicos, intelectuais, apriorísticos na mente humana assumem precedência. Estas são as categorias de Kant – seus conceitos puros de compreensão. Ao contrário do programa do computador moderno, intercambiável com qualquer número de outros planos e software, que podem ser postos a funcionar num único ambiente de hardware, temos, no entanto, de imaginar um computador com um programa básico de controle. Este programa contém os conceitos gerais que representam a nossa compreensão. A consciência consiste de *genera*. Os dados da informação, em estado bruto, ou o material fornecido da experiência nos são for-

> necidos, mas se não tivermos uma palavra para descrevê-los – um conceito – não os conheceremos (Nagy, 2003, p. 85).

Os arquétipos são uma possibilidade de apreensão de imagens e informações originais, como vestígios de um passado distante da humanidade; uma espécie de quadro geral de referência cultural do inconsciente coletivo. Arquétipos são os conteúdos do inconsciente. Jung alude a arquétipos parentais (pai e mãe), a *anima* e *animus*. Como todos os arquétipos, são universais arcaicos, e emergem do inconsciente por meio de sonhos, fantasias, imaginação ativa, crenças religiosas, mitos e contos. Conforme Jung (2014), a *anima* é a presença psíquica de aspecto feminino no homem, o *animus* é a presença psíquica do aspecto masculino na mulher, enquanto o *self* é a totalidade da psique. Os arquétipos constituem as bases dos conteúdos do inconsciente coletivo:

> O conceito de arquétipo – como representação psicológica do instinto – explica o aspecto universal dos padrões de comportamento humano, tal como o esqueleto que estrutura e dá base ao corpo. Embora todos tenhamos a mesma anatomia e fisiologia, não há um ser idêntico ao outro. A maneira como cada pessoa atualiza os arquétipos depende das vivências pessoais, educacionais e socioculturais. Em cada época, os arquétipos mudam a roupagem, como se apresentam, embora seu dinamismo básico permaneça o mesmo (Ramos; Machado, 2006, p. 42-43).

Arquétipos são estruturas psíquicas representadas por um símbolo, com uma carga emocional forte que pode ser positiva ou negativa. O arquétipo é um elemento essencial para o desenvolvimento interior, é o organizador da vida psíquica do ser humano. Jung acreditava que a vida do homem é dominada por arquétipos. Os mais poderosos deles são de responsabilidade dos pais. Os arquétipos estão interligados por *links* transgeracionais. Eles podem também ser vistos como o elo entre o mundo interior e o exterior. Dessa forma, criam a noção de psique como totalidade. O arquétipo é a forma como cada neonato reage a determinada experiência que vivencia. O arquétipo não é uma ideia inata, mas apenas possibilidade psíquica inata das ideias (Jung, 2014):

> Assim, por exemplo, a mãe adquire sua força e influência peculiar em nossa vida não primordialmente de uma mulher em particular, mas a partir do vasto repositório da experiência humana herdada de mãe – ou seja, do que Jung chama de arquétipo da mãe. O arquétipo, então, é um potencial de energia psíquica inerente em todas as experiências de vida tipicamente humanas, sendo ativado com um foco único em cada vida individual. Estas forças serão modificadas de acordo com as infinitas variedades de experiência – aparecendo no que Jung chama de complexos – mas sua energia e força derivam-se do próprio arquétipo (Eisendrath; Dawson, 2002, p. 102).

Os arquétipos são, para Jung: a) a condição de uma verdadeira consciência, infundida de significados, contra a pura e incompreendida percepção daqueles que devem ser os estados inconscientes; b) os estados inconscientes, por sua vez, são o alimento, o combustível para o processo psíquico. A informação apreendida pelo psiquismo deriva, em última instância, dos arquétipos (Nagy, 2003, p. 169). Utilizando a linguagem computacional, fica mais fácil compreender o arquétipo:

> Ao contrário do programa de computador moderno, intercambiável com qualquer número de outros planos de *software* que podem ser postos a funcionar num único ambiente de hardware, temos, no entanto, de imaginar um computador com um programa básico de controle. Este programa contém os conceitos gerais que representam nossa compreensão. Os dados da informação, em estado bruto, ou o material fornecido da experiência nos são fornecidos, mas se não tivermos uma palavra para descrevê-los – um conceito – não os conhecemos (Nagy, 2003, p. 85).

A psique, em Carl Gustav Jung, é a totalidade dos processos psíquicos, sejam esses processos conscientes, sejam inconscientes. A psique compreende, entre outros construtos, o inconsciente coletivo e o inconsciente pessoal. O inconsciente coletivo é construído pela memória coletiva transmitida culturalmente, geração após geração. A existência de formas e temas semelhantes, em grupos diversos, corrobora essa hipótese de Jung (Jung, 1920). O inconsciente coletivo divide-se em duas instâncias psíquicas: aquela instância cognoscível, a qual pode emergir na consciência, correspondendo às memórias explícitas; e aquela instância incognoscível, que permanecerá para sempre desconhecida para o sujeito e corresponde às memórias implícitas. Sobre os padrões de comportamentos inscritos nas memórias implícitas é que se constroem as relações sociais e também a transferência e a contratransferência:

> O reino do implícito, como o local de descanso de experiência emocional, especialmente as primeiras experiências emocionais, dá origem a muita coisa que nós experimentamos na transferência e contratransferência. Produz também as respostas imediatas que geram comportamentos de transferência intensos. É do reino do implícito que tais mecanismos de projeção podem surgir e manifestar-se durante a terapia (Wilkinson, 2010, p. 67).

Foi em 1912 que Jung explicitou sua teoria sobre o inconsciente coletivo. Ele supôs que existe um inconsciente mais profundo do que aquele inconsciente individual. Para Jung, o inconsciente coletivo é a base dos elementos, comum à cultura de todos os povos através dos tempos. Do inconsciente coletivo brotam os símbolos que se manifestam em religiões, ritos, mitos, lendas etc.

O inconsciente coletivo é composto de arquétipos que aparecem nos sonhos, nos delírios, nas fantasias, na imaginação ativa e nas artes pictóricas. O conceito de arquétipo insere a mente humana na dimensão simbólica e social: "Criar um universo simbólico é conceder a realidade imediata um caráter de ausência, mas é também integrar a realidade dentro do sujeito." (Augras, 1967, p. 7). A mente, de acordo com Jung, é também uma construção social:

> Do mesmo modo como o indivíduo não é somente um ser isolado e separado, mas também um ser social, assim a mente humana não é algo isolado e complemente individual, mas também uma função coletiva. E assim como certas funções ou impulsos sociais estão, por assim dizer, em oposição aos interesses egocêntricos do indivíduo, também a mente humana possui certas tendências e funções que, em virtude de sua natureza coletiva, se opõem, de algum modo, às funções pessoais (Jung, 1920, p. 451).

Jung (1920) cita como exemplo, entre outros, da experiência comum da psique coletiva, transmitida culturalmente, as crenças em espíritos, a fé em Deus, o mito do herói, o mito da grande mãe, o mito do bode expiatório. Esses mitos são encontrados nas mais diversas culturas humanas.

Jung considera o inconsciente coletivo como aquele caudal inesgotável da cultura dos povos, a fonte de suas produções míticas, artísticas e religiosas. Nesse sentido, o grande tronco cultural de onde brotam os ramos das produções artísticas (literatura, música, pintura, escultura, religião etc.) é o inconsciente coletivo. Assim, o inconsciente coletivo manifesta-se, na cultura, por meio dos sonhos, da fantasia, da religião etc. Com o conceito de inconsciente coletivo, Jung transformou a relação do homem com o passado e o inseriu na teia da história cultural:

> Este fato é válido tanto para a nossa história pessoal, e o modo como a vemos, como para a história cultural. Um dos traços distintivos do trabalho de Jung consistiu justamente na maneira como ele concebeu a inclusão do indivíduo na história cultural, ou melhor, em como propôs a articulação da história cultural no íntimo da pessoa. Por meio da introspecção, o indivíduo poderia rever não apenas sua história pessoal, mas ainda a de sua cultura e a história cultural surgia sob nova luz. Segundo essa nova leitura, a história cultural deveria formar a base de uma nova psicologia. Tal perspectiva foi possibilitada pelo surgimento de noções mais amplas de memória, na segunda metade do século XIX (Shamdasani, 2005, p. 202).

O que se chama de memória ancestral, em Jung, pode facilmente ser identificado como memória coletiva. Ou seja, resquícios de fatos e das sensações correspondentes podem ser transmitidos de uma geração para a outra, através da cultura, especialmente das representações coletivas, da produção cultural. Nas representações coletivas, podemos incluir o conceito de inconsciente coletivo e o conceito de arquétipo: "Esses traços das experiências ancestrais estão presentes no inconsciente, que contém um registro da experiência evolutiva da espécie" (Shamdasani, 2005, p. 209).

Diferentemente de Freud, Jung postula que o trauma pode não ter uma etiologia essencialmente sexual, mas suas origens podem ser encontradas na própria tragédia da experiência humana. O trauma pode ser o núcleo de um complexo. Um trauma histórico pode ser o núcleo de um complexo cultural:

> Se uma experiência da vida (como um trauma precoce) for acompanhada por um intenso afeto, todos os elementos perceptivos e mentais associados a essa experiência se acumularia em torno desse afeto, formando com isso um complexo intensificado pelo sentimento. (Consulte Jung, 1907, parágrafo 82). Os complexos intensificados pelo sentimento são unidades funcionais básicas da psique, e, como os afetos humanos são universais, esses complexos tendem, na sua forma mais regredida, a assumir certas formas *arcaicas típicas* – consequentemente *arquetípicas*. (Kalsched, 2013, p. 168-169).

Thomas Singer e Samuel L. Kimbles (2004) asseguram que, na gênese do complexo, é possível identificar um trauma vivido na realidade ou mesmo na fantasia. Na origem do complexo cultural, encontra-se um trauma histórico, coletivo e vivenciado pelo grupo e transmitido através da cultura, de forma implícita e explícita para os seus membros.

Na base de um complexo, tem-se um trauma, um choque emocional, ou algum incidente análogo, um conflito moral. Em algum momento, diante de um desses eventos, para se proteger, houve uma cisão na psique, o trauma foi retirado da consciência e mergulhou no inconsciente, gerando um complexo. Assim como o sintoma pode ser a representação psicológica de um conflito ou de um trauma, o complexo pode ser a representação psicológica do trauma (Jung, 1974).

O trauma transgeracional está na base do complexo cultural. O grupo traumatizado pode reagir ao complexo cultural, por meio de um sistema de defesa psicológico. Assim, um grupo traumatizado pode produzir um sistema de defesas psicológicas cujo objetivo é proteger o grupo ou o espírito coletivo do sofrimento. O sistema de defesa psicológico, contudo, parece ineficaz para a proteção psicológica do sujeito. O indivíduo traumatizado pode, muito bem, receber carinho e proteção, no seio do seu grupo e de seus líderes, e sentir-se seguro, por um lado, mas, por outro – e ao mesmo tempo –, pode sofrer as torturas inerentes ao trauma coletivo, em nível individual, como se ele mesmo houvesse vivido esse trauma na sua experiência pessoal (Singer, 2004):

> Tal grupo traumatizado com suas defesas do espírito coletivo podem se encontrar vivendo com uma história que se estende por várias gerações, vários séculos, ou mesmo milênios com experiências repetitivas, experiências dolorosas que corrigem esses padrões de comportamento e emoção em que os psicólogos analíticos conhecem como "complexos". Os complexos do grupo criam campos bipolares da mesma forma que os complexos pessoais ativam ou constelam a realidade externa que divide o mundo interior. A vida traumatizada do grupo é incorporada à vida interior do indivíduo através de um complexo grupal - o que pode ser confundido com um complexo pessoal (Singer, 2004, p.19).
>
> O ego do sujeito se identifica com o grupo e com seu complexo cultural como uma defesa contra o doloroso isolamento produzido pelo complexo pessoal, nessas circunstâncias. Os limites entre a dor grupal e o sofrimento individual permanecem precariamente definidos:
>
> Complexos culturais estruturam a experiência emocional e operam na psique pessoal e coletiva, da mesma forma que os complexos individuais, embora os seus conteúdos possam ser bastante diferentes, como os complexos individuais, os complexos culturais tendem a ser repetitivos, autônomos, resistir a consciência e acumular experiências que confirmam seu ponto de vista histórico. Complexos culturais também tendem a ser bipolares, de maneira que, quando são ativados, o ego do grupo se identifica com uma parte do complexo inconsciente, enquanto a outra é projetada para fora, para um outro grupo adequado. Indivíduos e grupos nas garras de um determinado complexo cultural tomam, automaticamente, uma linguagem corporal comum e posturas ou, expressam sua angústia em queixas somáticas semelhantes. Finalmente, como os complexos pessoais e os complexos culturais fornecem uma certeza simplista sobre o lugar do grupo no mundo em face das incertezas de outro modo conflitantes e ambíguas (Singer, 2004, p. 20-21).

O trauma pode ser transmitido por intermédio das memórias coletivas. O que importa, nesse caso, não é só o conteúdo da história/estória contada, porém, o afeto correspondente transmitido pelo sujeito da narrativa. O conteúdo afetivo é o núcleo e a força da narrativa na experiência traumática.

O afeto impregna e apreende o sujeito que ouve a experiência traumática. Quando o sujeito ouve uma experiência, na primeira infância, facilmente pode projetar-se na narrativa e vivenciar o afeto como uma experiência de vida. Quando uma criança é transportada para a cena traumática pela memória coletiva, ela pode ser traumatizada. Se a história for repetida, a criança pode ser retraumatizada (Wilkinson, 2010, p. 64-65).

5. O Trauma Transgeracional na Neurociência e na Epigenética – A Memória do Cortisol

Na mitologia grega, Mnemosine, a esposa de Zeus, tornou-se o símbolo da memória. Os gregos utilizavam duas palavras para memória, *mnémie* e *anamnese*, que significavam a capacidade de evocar representações para criar, na mente, uma cópia de uma estrutura ausente, um objeto, uma pessoa. Memória, para os gregos, é aquilo que fica gravado na psique. O termo "memória coletiva" nasceu na Sociologia, com a obra de Maurice Halbwachs (1997). Segundo esse autor, o passado é preservado tanto na memória individual quanto na memória coletiva do grupo social. A memória é um construto social. O sujeito existe numa determinada fração do tempo, e sua história e memórias são construídas socialmente. No grupo social, o conceito de memória individual inexiste, portanto. A memória nasce de uma experiência pessoal, todavia, sua construção ocorre no contexto das relações sociais estabelecidas dentro de um grupo social, no seio de uma determinada cultura (Nangy, 2003).

Maurice Halbwachs (197) preconiza algumas relações entre a memória individual e a memória coletiva e aponta alguns caminhos para se entender como o sujeito constrói suas memórias pessoais e coletivas. Os registros da memória coletiva, nos relatos de experiências do grupo, são muito significativos para seus membros. A memória coletiva, por conseguinte, não é o que cada um guardou em sua memória, mas um repositório de experiências e narrativas compartilhadas ao longo de gerações. Essas memórias, em certo sentido, definem o lugar do grupo no mundo e o lugar do sujeito no grupo. Além disso, a memória coletiva é o conjunto das representações do conteúdo da memória dos membros do grupo, em um amálgama entre o que o grupo afirma que viveu, em suas narrativas, e o que cada um experimentou em sua experiência concreta. A memória coletiva é sempre transformada pela memória de cada um e restaurada pela memória de todos. Nem sempre o sujeito viveu as experiências narradas por ele na memória coletiva. No entanto, o sujeito se inclui na narrativa, por identificação com o grupo. O que faz sentido para o sujeito não é a veracidade das memórias coletivas, todavia, a possibilidade de ligação intergeracional de fatos intersubjetivos, herdados e adquiridos pelas memórias coletivas. O sujeito pertence ao grupo, logo, as memórias coletivas lhe pertencem, quer as tenha vivido, quer não. A memória coletiva contribui para o trabalho de construção da memória individual – serve de referência para a construção das memórias individuais – e é transmitida pela produção cultural: mitos, ritos, danças, contos e lendas da comunidade (Wesley-Esquimaux; Smolewski, 2004, p. 80).

Assim, a memória não é apenas a capacidade de lembrar: é o veículo transmissor do passado para o presente, é a presentificação do passado no presente. A memória coletiva pode ser comparada a uma herança cultural, quando a transmissão ocorre de forma inconsciente e automática, posto que a memória coletiva se confunde com a cultura do grupo. Não pode ser diferente com a memória traumática, especialmente aquelas que são mantidas vivas no grupo, por alguma razão consciente e/ou inconsciente.

Memórias recorrentes do trauma vivido pelos membros de uma sociedade acabarão, mais cedo ou mais tarde, como parte de uma narrativa social do grupo, a qual será transmitida oralmente às gerações seguintes, culminando por fazer parte, como fragmento, da história pessoal de cada membro do grupo. O trauma pode causar severos distúrbios nos processos de integração cognitiva, sensorial e emocional. Quanto maior a intensidade e a duração do trauma, maiores podem ser suas consequências sobre a resposta ao estresse por parte do sujeito traumatizado. Essas alterações, na bioquímica, nas sinapses e nas redes neuronais, apresentam um reflexo direto no sistema nervoso simpático. Tal alteração modifica significativamente a resposta do sujeito à ansiedade.

Louis Cozolino (2010) afirma que o trauma pode desencadear um desequilíbrio nos mediadores químicos do cérebro. Há um aumento da produção de catecolaminas (por exemplo, epinefrina e norepinefrina), que resulta no aumento da atividade do sistema nervoso simpático. Há, muitas vezes, uma diminuição dos níveis de serotonina e corticosteroides – o efeito mais pronunciado, provavelmente, consiste na diminuição da capacidade para modular a catecolamina – desencadeada pela resposta de luta ou fuga. O resultado é a dificuldade para o sujeito modular suas reações emocionais desencadeadas pela ansiedade diante de uma ameaça real ou psicológica. Nesse caso, o sujeito tanto pode ter um ataque de fúria, por exemplo, quanto permanecer paralisado perante a situação traumática (Cozolino, 2010, p. 264).

Ademais, há aumento dos níveis de opioides endógenos, o que pode resultar em analgesia, dor, embotamento emocional e diminuição da memória. É importante perceber que a exposição crônica ao estresse traumático afeta a produção e a receptação desses mediadores químicos. Em outras palavras, o trauma pode alterar substancialmente o modo como o sujeito lida com a realidade e com o estresse em seu cotidiano. A exposição prolongada ao trauma, dependendo de sua intensidade, pode causar um desequilíbrio na bioquímica do cérebro responsável pela homeostasia do sistema nervoso central, de sorte a produzir distúrbios comportamentais e alterações psicológicas (Cozolino, 2010, p. 265).

Um exemplo específico desse efeito neurobiológico do trauma pode ser visto na atividade do sistema límbico, isto é, a parte do sistema nervoso central que orienta a emoção, a memória e o comportamento necessário para ativar o sistema de autopreservação. O trauma pode causar anormalidades nesse sistema, na amígdala e no hipocampo. Com efeito, é a amígdala que prepara o corpo para a ação e, em função do trauma, pode permanecer permanentemente em estado de alerta. A hipervigilância resultante do trauma pode levar o sujeito imediatamente do estímulo para uma resposta de excitação, sem ser capaz de fazer a avaliação necessária e precisa para a modulação das emoções. A modulação das emoções é a base para a tomada de atitudes em nível emocional envolvendo raiva, ódio, compaixão etc. (Cozolino, 2010).

Por sua vez, o eixo hpa – hipotálamo, pituitária e adrenal – pode sofrer alterações significativas com a experiência traumática, criando um estado permanente de vigília e estresse para o sujeito. Esses comportamentos têm sido verificados em pacientes com tept ou ptsd (da sigla em inglês) – Transtorno de Estresse Pós-Traumático. Pessoas que sofrem de ptsd podem experimentar uma desativação do córtex pré-frontal (que é responsável pela função executiva). Essas alterações são capazes de afetar não só a tomada de atitudes quanto a execução das atitudes tomadas. O estresse pode paralisar o sujeito em face de realidade estressante (Cozolino, 2010).

O trauma pode diminuir a atividade na área de broca do cérebro que está relacionada à linguagem. Ao mesmo tempo, não há aumento de atividade no sistema límbico. Quando o trauma é revivido, o sujeito pode apresentar grande dificuldade em verbalizar as experiências traumáticas. Especialmente quando o trauma ocorre na fase pré-verbal e a intensidade do trauma é muito grande, pode acarretar a impossibilidade de o sujeito representar a dor. Nesse caso, o trauma é revivido como um terror sem palavras (Cozolino, 2010).

Cozolino (2010) observa que alguns distúrbios da memória são predominantes em pacientes com transtorno de estresse pós-traumático (ptsd) e fazem parte dos critérios diagnósticos, os quais incluem memórias intrusivas do evento traumático e a incapacidade de recordar aspectos importantes do trauma. Ademais, os pacientes com ptsd, muitas vezes, queixam-se de problemas de memória no cotidiano, embora esses problemas não sejam incluídos no critério de diagnóstico (Cozolino, 2010). Às vezes, a perda da memória é tão acentuada que a observação clínica pode confundi-la com o mal de Alzheimer.

Os principais transtornos de memória apresentados por portadores de ptsd são: a) amnésia e memória tardia – quando o sujeito esquece completamente o momento do trauma; b) mudanças nas características de memória ao longo do tempo; c) o trauma afeta o acesso às memórias declarativas ou explícitas. Essas alterações na memória declarativa podem ser causadas pelas alterações na amígdala, produzidas pelo trauma (cozolino, 2010, p. 271).

Rachel Yehuda *et al.* (1997), em pesquisa efetuada há vinte anos, analisam o trauma intergeracional em descendentes do Holocausto sob a perspectiva da epigenética. Os autores frisam que outro efeito significativo do trauma pode se dar no sistema de produção e regulação do cortisol, no eixo hpa. Em resposta ao estresse, vários sistemas bioquímicos são ativados a fim de mobilizar o corpo para a reação de luta ou fuga. Durante o estresse, o cérebro também sinaliza a glândula pituitária para estimular a liberação de cortisol pela glândula adrenal. A função do cortisol em resposta ao estresse é desligar as outras reações bioquímicas que tenham sido ligadas, de sorte a lidar com as demandas de curto prazo de um estressor. Se o cortisol não desligar essas reações, elas podem, em longo prazo, causar danos ao corpo. Portanto, é possível conceituar o cortisol como um hormônio antiestresse, porque se um organismo é incapaz de produzir cortisol em quantidades suficientes, em resposta ao estresse, isso pode produzir consequências deletérias (Yehuda et al., 1998).

Rachel Yehuda *et al.* (1998) se utilizam do teste do nível de dexametasona para aferir a resposta de reação ao estresse. O teste de supressão de dexametasona (TSD) é usado como uma sonda do eixo hpa. A dexametasona é um glucocorticoide sintético que imita os efeitos do cortisol e permite testar a eficácia do eixo hpa em desligar a amígdala em resposta ao estresse. Sob condições normais, a administração de dexametasona resulta numa supressão de cortisol. Isso indica que o *feedback* negativo do cortisol está intacto e que o corpo é capaz de responder ao estresse. No entanto, sob condições de hipercortisolismo, tal como é observado na depressão maior, a dexametasona, muitas vezes, deixa de regular os níveis de cortisol, o que resulta em uma resposta chamada de neurossupressão. A neurossupressão sugere um defeito na sensibilidade de receptores de cortisol (Yehuda *et al.*, 1998).

Rachel Yehuda *et al.* (1998, 2015) afirmam que, com poucas exceções, a literatura sobre descendentes de sobreviventes do Holocausto é dividida em dois grupos: aqueles que descrevem os efeitos adversos do Holocausto e aqueles que não notam esses efeitos prejudiciais nos descendentes. Nos trabalhos dos autores, são focalizadas as pesquisas sobre os efeitos danosos do trauma do Holocausto em descendentes de sobreviventes que sofrem da *síndrome do sobrevivente do campo de concentração.*

Além disso, Rachel Yehuda *et al.* (1998, 2015) observam que a literatura que descreve os efeitos do Holocausto em descendentes de sobreviventes se desenvolveu em paralelo com a literatura que aborda os efeitos do Holocausto em seus sobreviventes. Descrições iniciais da chamada *síndrome do sobrevivente* (década de 1960) apareceram quando médicos começaram a perceber que a clássica visão psicanalítica da depressão, luto e respostas ao trauma não forneciam uma estrutura teórica adequada para a compreensão e tratamento de sobreviventes do Holocausto. Os indivíduos que procuravam tratamento não se beneficiavam das terapias clássicas. Na era do pós-Holocausto, surgiram pesquisas consistentes sobre os efeitos intergeracionais dos traumas parentais. Logo após a descrição da Síndrome do Holocausto, Niederland (1961 *apud* Yehuda *et al.*, 1998) apresentou relatos sobre a transmissão dos efeitos do trauma do Holocausto na *segunda geração* de sobreviventes. Percebia-se, inicialmente, uma falta de consenso sobre o que estava sendo transmitido. Havia indícios iniciais de certos sintomas complexos ou até mesmo psicopatologias específicas, em filhos dos sobreviventes do Holocausto (Barocas; Barocas, 1973 *apud* Yehuda *et al.*, 1998).

Em um estudo seminal, Solomon *et al.* (1988 *apud* Yehuda *et al.*, 1998) examinaram um grupo de soldados israelenses que desenvolveram transtorno de estresse pós-traumático durante a guerra do Líbano. Foi descoberto que os soldados descendentes dos sobreviventes do Holocausto apresentaram um processo de Síndrome de Estresse Pós-Traumático mais prolongado. Assim, levantou-se a hipótese da existência de um fator de vulnerabilidade em descendentes dos sobreviventes. Essa descoberta ainda serviu para sublinhar a ideia de que descendentes de sobreviventes são mais frágeis e vulneráveis. Pode-se afirmar que os filhos de sobreviventes do Holocausto apresentam sintomatologia e características psiquiátricas que carregam uma semelhança impressionante com a *síndrome do sobrevivente do campo de concentração*, descrita na literatura internacional, e que essas crianças exibem sintomas que seriam compatíveis aos que elas apresentariam se realmente tivessem vivido o Holocausto (Yehuda et al., 1998).

A hipótese levantada por Rachel Yehuda (1998) e seu grupo de pesquisadores confirma que os descendentes dos sobreviventes do Holocausto também sofrem da *síndrome do sobrevivente do campo de concentração*. Os descendentes pesquisados teriam sido submetidos ao trauma transgeracional do Holocausto pelas narrativas, e mesmo por alguma mutação genética oriunda dos genes de seus pais.

A *síndrome do sobrevivente do campo de concentração* aproxima-se do diagnóstico de ptsd, apresentado por sobreviventes do Holocausto. Os principais sintomas dessa síndrome podem ser assim descritos: a) uma incidência maior de depressão e ansiedade; b) presença de comportamento mal adaptativo, como transtorno de conduta, problemas de personalidade, maturidade insuficiente, excessiva dependência; c) pobreza nas condutas de enfretamento de novos problemas; d) maior propensão para doenças físicas; e) maior vulnerabilidade geral ao estresse; e f) maior propensão para o desenvolvimento de ptsd (Yehuda *et al.*, 1998).

Rachel Yehuda *et al.* (1998) realizaram três estudos: na primeira abordagem, buscaram analisar as relações entre os traumas dos descendentes e os traumas dos pais. Na segunda, compararam a primeira e a segunda gerações de sobreviventes do Holocausto, sem associação com relacionamento familiar (isto é, comparando um grupo de sobreviventes do Holocausto a um grupo semelhante selecionado, mas não aos descendentes de sobreviventes do Holocausto) em variáveis de estresse. Uma terceira abordagem consistiu em explorar diferentes subgrupos da segunda geração de descendentes e comparar esses subgrupos ao grupo de controle, demograficamente pareados (ou seja, adultos judeus com os pais não nascidos europeus) (Yehuda *et al.*, 1998).

Nas pesquisas citadas, Rachel Yehuda (1998) e seu grupo sustentam que os estudos sobre enfrentamento e resiliência questionam as observações anteriores de deficiência em sobreviventes do Holocausto (por razões metodológicas e outros apontamentos, em vez de resolver a diversidade de opiniões e de dados, reconhecendo o amplo espectro de responsividade ao trauma). A heterogeneidade refletida na literatura acerca do Holocausto é certamente compatível com a ideia, agora bem-estabelecida, de que a longa duração dos efeitos de trauma, tal como refletido pela presença de tept, aparecem em alguns, porém não em todos os indivíduos severamente traumatizados.

Rachel Yehuda *et al.* (1998) entendem que um reconhecimento dos efeitos profundos do trauma também pode servir para vitimizar e estigmatizar ainda mais o sobrevivente, sugerindo implicitamente um dano psicossocial permanente, o que pode ser bastante contraditório com a própria percepção dos sobreviventes sobre a superação dessa adversidade.

Os descendentes de sobreviventes que relataram que o Holocausto foi o evento traumático mais significativo de suas vidas também parecem sofrer de sintomas de tept. Os sintomas mais comuns descritos foram: dores, *flashes* do Holocausto, distanciamento emocional, pensamentos intrusivos e perturbadores sobre o Holocausto, senso de futuro abreviado, embotamento afetivo e dificuldades para dormir. Em comparação, os descendentes sem trauma do Holocausto relataram níveis insignificantes desses sintomas. Em suma, os resultados das pesquisas de Yehuda *et al.* (1998) indicam que os níveis baixos de cortisol em descendentes de sobreviventes do Holocausto foram associados com a tendência maior desses indivíduos para sofrer a angústia decorrente do trauma do Holocausto e ter sintomas de tept, em resposta a eventos relacionados com o Holocausto de que eles ouviram falar (Yehuda *et al.*, 1998).

Em agosto de 2015, Rachel Yehuda *et al.* publicaram um importante artigo intitulado "*Holocaust Exposure Induced Intergenerational Effects on* FKBP5 *Methylation*". A tese dos autores, nesse texto, pressupõe que o envolvimento de mecanismos epigenéticos na transmissão intergeracional dos efeitos do estresse, demonstrado em animais, pode ter efeitos semelhantes em humanos. A hipótese testada por Rachel Yehuda *et al.* (2015) é de que algumas modificações genéticas associadas aos traumas sofridos pelos sobreviventes do Holocausto podem ser transmitidas aos filhos e, possivelmente, às gerações seguintes.

A investigação foi realizada por um grupo de pesquisadores do Hospital Monte Sinai, em Nova York, que compararam a composição genética de um grupo de 32 homens e mulheres judeus com a composição genética de seus filhos. O grupo de estudo tinha vivido em um campo de concentração e sofrido com o regime nazista, sendo cotejado com a de outras famílias judias que não tinham vivido na Europa durante a Segunda Guerra Mundial. A conclusão é de que os filhos das famílias que foram vítimas diretas do Holocausto são mais propensos a sofrer problemas ligados ao estresse (Yehuda *et al.*, 2015).

Rachel Yehuda *et al.* (2015) concluem que os resultados indicaram que os baixos níveis de cortisol em descendentes de sobreviventes do Holocausto podem estar associados com a tendência desses indivíduos a vivenciar a angústia relacionada ao trauma do Holocausto herdado de seus pais. Tal angústia desenvolve os sintomas de ptsd, os quais podem ter sido produzidos em resposta às narrativas de seus pais sobre eventos associados com o Holocausto. Essas narrativas não só retraumatizam, como também podem produzir novos traumas (Yehuda *et al.*, 2015).

O principal achado desse estudo é que os sobreviventes do Holocausto e seus descendentes têm alterações de metilação no mesmo local, em uma região funcional do gene FKBP5, uma sequência s-obrigatória, contudo, na direção oposta. Tais resultados fornecem primeiro a demonstração de uma associação dos efeitos do estresse com alterações epigenéticas em ambas as espécies de pais expostos e seus descendentes humanos adultos.

Rachel Yehuda *et al.* (2015) deixam claro, todavia, tratar-se de um estudo-piloto, portanto, não conclusivo. Apesar de os atuais estudos não abordarem a questão mais ampla da etiologia da síndrome intergeracional, eles fornecem a primeira validação biológica de que os sintomas descritos por descendentes como estando relacionados com o Holocausto parecem, na verdade, refletir um tipo de resposta pós-traumática. A melhor conclusão, a partir desses estudos, até esta data, é que os descendentes de sobreviventes do Holocausto podem ser mais psicológica e "biologicamente" vulneráveis ao estresse decorrente de traumas, por uma série de razões ainda a serem elucidadas.

Nos trabalhos de Rachel Yehuda *et al.* (1998, 2015), a hipótese mais consistente sobre da transmissão do trauma transgeracional em descendentes de sobreviventes do holocausto afirma que o trauma é transmitido pelas emoções e sentimentos presentes nas narrativas dos sobreviventes. Essa hipótese comprovada por Yehuda *et al.* é compatível com as afirmações de Margareh Wilkinson, na obra *Changing minds in therapy* (2010).

PARTE II:

SOLIDÃO, ISOLAMENTO SOCIAL E SAÚDE MENTAL

6. Solidão e isolamento social

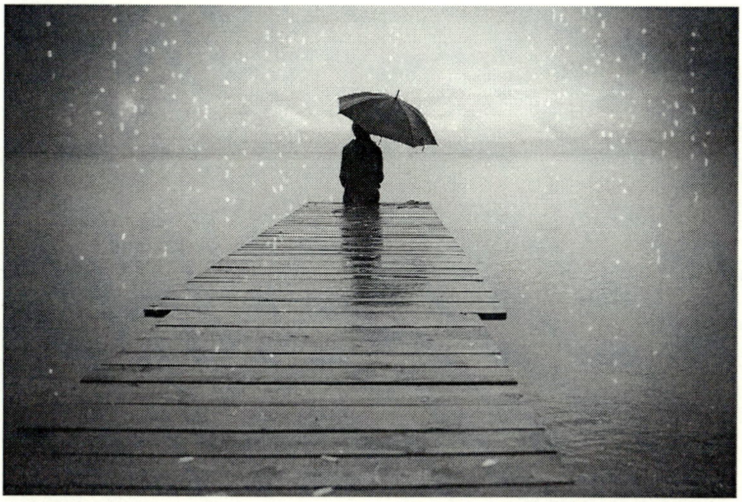

6.1 Introdução

A solidão, mais do que um estado psicológico, tornou-se uma opção de vida. No Brasil, o percentual de pessoas que moram sozinhas subiu em relação ao total de arranjos familiares. Em 2014, 14,4% das famílias que ocupavam um domicílio eram formadas por uma pessoa só, o que representa um crescimento de 4,4% em relação a 2010, quando a participação era de 10% do total. "O total de arranjos familiares e unipessoais passou de 56,4 milhões, em 2004, a 70,2 milhões, em 2014", informa a página 39 da *Síntese de Indicadores Sociais de 2015*. O número correto é apenas 14,4%, ou seja, 70,2 milhões. De acordo com o Instituto Brasileiro de Geografia e Estatística (IBGE), em 10 anos, houve acréscimo de 13,8 milhões de pessoas, nesse grupo. Em 2004, 56,2 milhões de pessoas viviam sós.

Os dados divulgados fazem parte da Síntese de Indicadores Sociais e mostram que a maioria (43,4%) dessas pessoas tem mais de 60 anos. O índice variou pouco mais de dois pontos percentuais em uma década. Em 2004, 41% das pessoas nessa faixa etária moravam sozinhas (Vieceli, 2023).

A sociedade ocidental, construída sobre os pilares do individualismo e do consumismo, tem gerado mais e mais solitários, mais e mais solidão. Convenhamos: 14,4 % da população brasileira representa um alto número de indivíduos vivendo e/ou morando sozinhos. Segundo o mesmo censo, 46% das pessoas que moram sozinhas são mulheres (IBGE, 2011).

No entanto, esse número ainda não é alarmante se comparado aos países do chamado Primeiro Mundo: 40% dos suecos moram sozinhos, 36% dos dinamarqueses, 35% dos ingleses, 30% dos alemães, 30% dos franceses e 26% dos norte-americanos.

O que faz a vida boa? O que nos mantém saudáveis e felizes enquanto passamos pela vida? Essas questões motivaram quatro gerações de pesquisadores estadunidenses, que durante 75 anos realizaram a mais longa investigação científica do mundo sobre comportamento humano. Depois de acompanhar a vida de 724 homens, os investigadores tiraram uma grande lição sobre a vida, qual seja, que "*bons relacionamentos nos mantêm mais felizes e saudáveis, ponto final*", dessa grande lição desdobram-se outras sobre os relacionamentos, são elas (Waldinger, 2015):

1. Conexões sociais são melhores para nós: a solidão mata, isto é, a experiência de solidão é tóxica;
2. Não é apenas o número de amigos que temos, e nem se estamos ou não num relacionamento sério, mas a qualidade dos nossos relacionamentos mais próximos que importa para a saúde e a felicidade;
3. Relações saudáveis protegem não apenas nossos corpos, mas também nossos cérebros.

Em termos psicológicos, uma melhor conceituação de solidão deve considerar pelo menos os seguintes aspectos: falta de significado e objetivo de vida; reação emocional de solidão; sentimentos indesejados e desagradáveis; sentimento de isolamento e separação; deficiência nos relacionamentos e desapego; falta de enraizamento, melancolia e estranhamento diante da vida (Pinheiro; Tamayo, 1984).

O desejo e o sentimento de pertencimento parecem inerentes à condição e à experiência humana. No livro *Apego*, John Bowlby (2001) descreve uma teoria do comportamento instintivo derivada da etologia e da teoria dos sistemas. O comportamento de apego é apresentado como uma forma distinta do comportamento instintivo, tão importante para a sobrevivência quanto a alimentação e a reprodução. A solidão destoa desse modelo, no entanto, nem a solidão, nem o isolamento social, podem por si só ser considerados patológicos. Não é uma tarefa fácil definir a solidão. Trata-se de um sentimento subjetivo, não necessariamente geográfico ou espacial.

Procuraremos, na sequência, explicar cada um dos elementos constitutivos da definição de solidão:

Falta de significado e objetivo de vida: a solidão pode produzir um sentimento de alheamento e alienação de si mesmo e do outro. O sujeito pode se sentir alienado em relação aos demais seres humanos, levando-o a um questionamento sobre as origens e o sentimento da existência. De onde vim? Para onde vou? Essas são perguntas que podem surgir, nessas circunstâncias. O solitário sente-se, no mais das vezes, sem significado. A vida carece de sentido.

Reação emocional: o sentimento psicológico de isolamento, baixa autoestima, depreciação pessoal e melancolia podem caracterizar o sentimento de solidão. Tudo isso pode ser acompanhado de um sentimento de estranhamento, o qual, em alguns casos, é capaz de afetar a saúde física e mental da pessoa solitária.

6.2 A solidão como sofrimento psicológico

A autoestima do solitário pode ser afetada. Nesse caso, a pessoa se sente sem valor diante de seus pares. Alguns podem desenvolver o hábito da autodepreciação psicológica por se considerarem inadequados para manter relacionamentos interpessoais.

Sentimento indesejado e desagradável: a solidão pode ser acompanhada do sentimento de angústia, produzindo um sofrimento a mais naquele que está privado de relacionamentos íntimos mais duradouros. Esse sentimento de angústia tem sua origem na privação afetiva e na ausência do contato físico. O sentimento de angústia pode desencadear crises de melancolia ou estados depressivos semelhantes à depressão.

Quando a solidão causa depressão, depressão é solidão, vazio existencial. Não se trata da solidão natural a todo ser humano, mas de uma solidão maior. Trata-se da solidão diante do outro, o próprio Inferno de Dante. "É a solidão dentro de nós que se torna manifesta, e destrói não apenas a conexão com os outros, mas também a capacidade de estar apaziguadamente apenas consigo mesmo" (Solomon, 2002, p. 15). A depressão destrói a paz, o amor-próprio e a segurança pessoal, abala a fé e a esperança no futuro. É a mais segura das prisões humanas. O deprimido desacredita no amor, na fé e na esperança, mergulhando no mais silencioso e terrível dos desesperos humanos: o desespero acompanhado, aquele que não acredita, não suporta nem aceita a ajuda de outrem (Gomes, 2010).

Sentimento de isolamento e separação: o sujeito em permanente estado de solidão tende a perder as referências humanas e a sentir-se a mais estranha das criaturas. O sentimento de desenraizamento toma conta da sua alma. O estado de isolamento pode contribuir para maior solidão e afastamento do relacionamento humano necessário para uma vida mais plena e saudável. É a constatação psicológica do estado de solidão.

Deficiência nos relacionamentos: o solidário empobrece, muitas vezes, sua capacidade de dar e receber *feedback*. Dar e receber *feedback* é uma das necessidades mais primárias do cérebro humano, segundo Louis Cozolino (2013). No solitário, o espaço de relacionamento pessoal parece, frequentemente, muito estreito.

Desapego: nesse sentido, a solidão seria uma resposta à carência de relacionamentos sociais e afetivos. "Quando se pergunta às pessoas que prazeres contribuem para a felicidade, a imensa maioria menciona o amor, a intimidade e a proximidade social antes de falar em riqueza ou fama." (Cacioppo; Patrick, 2010). Em matéria de capa da revista *Veja*, edição 2569 - 14/02/2018, sobre a ciência da felicidade, a necessidade de relações humanas duradouras e saudáveis está no topo da lista de elementos necessários para ser feliz, acima, portanto, da própria situação econômica do sujeito (Vieira, 2018). As relações humanas duradouras também podem ser fonte de vitalidade, saúde, longevidade e bem-estar pessoal.

O que caracteriza a solidão é o seu aspecto puramente psicológico. É o sentimento de estar só, acompanhado da constatação da separação emocional do outro. É a falta de interação e de comunicação emocional entre um indivíduo e outro ser humano. O outro pode, inclusive, estar próximo geograficamente; no entanto, a solidão acontece quando inexiste qualquer aproximação psicológica, afetiva, como ocorre com o solitário em meio à multidão: todos estão próximos e, ao mesmo tempo, tão distantes. "A solidão não é a mesma coisa que estar só. A solidão é sentir-se só" (Ellison, 1980, p. 29, cf. Pinheiro; Tamayo, 1984).

6.3 Solidão e isolamento social

Solidão e isolamento social não são a mesma coisa, embora apareçam às vezes inter-relacionados. Mestre Aurélio (1965) conceitua solidão como "[...] o estado do que se encontra ou vive só." (p. 1127). No entanto, um estado psicológico tão complexo quanto a solidão não cabe numa definição tão simples.

Já o isolamento social é geográfico, demarcado pelos limites impostos por situações passageiras ou transitórias notadamente influenciadas por escolhas pessoais ou imposição social, como prisão, banimento, confinamento etc., que ocorrem em guerras, prisões, conventos, manicômios ou mesmo em pandemias.

Nós vamos conversar um pouco sobre solidão e isolamento social, e é bom lembrar que muitas pessoas reclamam da solidão quando, na verdade, reclamam do isolamento social. E muitos, curiosamente, reclamam do isolamento social quando, na verdade, reclamam da solidão.

Solidão é uma condição humana. Nós nascemos sós. Absolutamente sós. A experiência da morte também é uma experiência solitária. Como é solitária a dor: mesmo que se queira, não é possível compreender na totalidade a dor do outro, portanto, ele vai viver a sua dor na mais absoluta solidão.

O prazer, pasmem, também é absolutamente solitário. Mesmo que você tente, não há como saber exatamente o que o outro está sentindo como prazer. Solidão é uma condição psicológica, essa é a questão. O solitário se sente só: mesmo acompanhado, ele se sente só; mesmo casado, ele se sente só; mesmo cercado de colegas, ele se sente só. É aquela sensação de estar absolutamente só no meio da multidão.

A solidão existe em vários graus. A questão é quando essa solidão isola o sujeito e o impede de desenvolver relações interpessoais, amorosas, funcionais, educacionais e de negócios. A solidão torna-se grave quando isola o sujeito da vida comunitária, da vida familiar, da vida religiosa etc.

O isolamento social é diferente, é a privação da presença do outro, que pode acontecer por uma separação, um divórcio ou pela viuvez, especialmente em casais que viveram juntos muitos anos e desenvolveram uma relação amorosa profunda, afetiva, intensa, de compreensão mútua. De repente, quando um se vê privado do outro pela morte daquele parceiro, é lançado no mais completo isolamento social, uma prisão numa cela individual, uma viagem que retira a pessoa do seu contexto, da sua família, dos seus amigos, dos seus parentes, ou mesmo da sua pátria.

Solidão e isolamento social são condições humanas. A solidão é permanente, enquanto o isolamento social é circunstancial e passageiro. A solidão pode ser produtiva. É preciso que o sujeito solitário aprenda a usar a solidão em benefício próprio. Que desenvolva algum tipo de *hobby*, como pescar, que geralmente é uma atividade solitária, mesmo que acompanhada de outras pessoas.

É preciso também utilizar a solidão de forma produtiva. Jogos como o RPG, trabalhar ou desenvolver alguma atividade artística, como a pintura, a literatura, a escultura, ou mesmo o artesanato, que é de grande utilidade artística. Mulheres solitárias que fazem tricô ou crochê transformam a solidão em algo prazeroso e produtivo. É preciso fazer um esforço para romper a solidão em vez de mergulhar no isolamento profundo.

O mesmo vale para o isolamento social: o período de isolamento social deve ser utilizado para o crescimento pessoal, para exercitar a independência. Ou melhor, um pouco de independência, porque todos nós somos dependentes uns dos outros. Eu gostaria de dizer que a psicoterapia é uma ferramenta útil para aquelas pessoas que sofrem de solidão crônica e de isolamento social perverso; quando a solidão gera sofrimento, quando o isolamento social é intenso e a dor é intensa, pode ser preciso buscar ajuda de um profissional, seja para aprender a viver com a solidão, para aprender a usá-la positivamente ou até mesmo para superá-la, isto é, aprender a suportar o isolamento social e empregá-lo progressivamente. Cada um sabe a dor e a delícia de ser o que é, já disse um grande poeta.

Isolamento social já difere de solidão, refere-se mais aos aspectos físicos da separação. "Significa a privação de contatos sociais" (CABRAL, 1971, p. 206). O isolamento social ocorre quando um grupo ou indivíduo, quer de forma involuntária, quer voluntária, se afasta, evita o contato ou a interação, ou é privado pelos demais de ter contato ou de manter relações com esse grupo, sendo excluído do ambiente comum. As motivações para esse fenômeno são diversas e devem ser vistas caso a caso, mas existem fatores que podem ser determinantes e que, geralmente, são plenamente visíveis.

Dantas (1993) conceitua isolamento social classificando-o em isolamento social passivo e isolamento voluntário. Isolamento social passivo é "[...] aquele fenômeno de privação social contínua ou variável que ocorre à revelia do sujeito, ou seja, aquelas contingências de vida ou situações sociais que determinam um indivíduo a afastar-se involuntariamente do seu contexto social" (Dantas, 1993, p. 11). Caracteriza-se, geralmente, pelo caráter coercitivo e imposto da separação social.

Já o isolamento social voluntário é composto por "[...] aquelas formas de isolamento onde o sujeito é o elemento ativo do processo, isto é, é ele quem, espontaneamente e sem sofrer qualquer pressão externa, anseia e busca tal distanciamento do seu meio social habitual, seja por um período de tempo restrito, seja por um período prolongado." (Dantas, 1993, p. 13).

As causas do isolamento social são as mais diversas: doença, preconceito, segregação racial, preconceito econômico, *bullying*, prisão, perda, viagens, separação, divórcio, vícios em jogos etc.

O isolamento social advindo da exclusão social, que a camada mais pobre da sociedade acaba por sofrer, está refletido na negação de serviços básicos do governo, os quais são característicos de bairros periféricos mais pobres, onde determinados benefícios, como asfalto, coleta de lixo ou mesmo água encanada, são necessidades básicas que não são supridas. É possível perceber o isolamento literal, ao olharmos para o mapa da maioria de nossas cidades e notarmos que essa população é empurrada para a "periferia" de cidade, ou a parte mais afastada do "centro", que é mais bem provido de serviços.

As pessoas idosas que são socialmente isoladas geralmente necessitam de maiores cuidados por estarem em uma época da vida mais delicada, e acabam por serem vistas como um fardo pesado demais para ser carregado por sua família. Assim, são excluídas do convívio diário por serem consideradas incapazes ou pela natureza mais lenta de suas ações. O isolamento social desses idosos, quando são recolhidos em asilos, acaba sendo integral, uma vez que por mais que estejam em companhia constante, ela nunca lhes é familiar (Porfírio, s.d.).

Bullying é a prática de atos violentos, intencionais e repetidos contra uma pessoa indefesa, que podem causar danos físicos e psicológicos às vítimas. O termo surgiu a partir do inglês *bully*, palavra que significa tirano, brigão ou valentão, na tradução para o português. No Brasil, o *bullying* é traduzido como o ato de bulir, tocar, bater, socar, zombar, tripudiar, ridicularizar, colocar apelidos humilhantes etc. Essas são as práticas mais comuns do ato de praticar *bullying*. A violência é praticada por um ou mais indivíduos, com o objetivo de intimidar, humilhar ou agredir fisicamente a vítima.

O *bullying*, em geral, é feito contra alguém que não consegue se defender ou entender os motivos que levam a tal agressão. Normalmente, a vítima teme os agressores, seja por causa da sua aparente superioridade física, seja pela intimidação e influência que exercem sobre o meio social em que a vítima está inserida. Embora a violência perpetrada no *bullying* seja frequentemente física, parece que a violência sofrida tem um aspecto simbólico muito profundo e consequências psicológicas duradouras. A violência simbólica coloca aquele que sofre *bullying* no papel de bode expiatório do grupo, lugar que muitas vezes já ocupa no seio da própria família.

Por sua vez, R. Weiss (1971 *apud* Ellison, 1980) sugere que existem dois tipos de solidão: o isolamento social e o isolamento emocional. O primeiro, isolamento social, é o afastamento de um determinado grupo social. O segundo, isolamento emocional, decorre da impossibilidade de se estabelecer relacionamentos afetivos satisfatórios com outra pessoa. O isolamento social decorre de uma condição social sofrida, imposta por outrem ou autoimposta pelo próprio sujeito.

Helmut Kruger (1994) distingue isolamento social de solidão a partir do sistema de interação e das relações interpessoais do indivíduo. Solidão seria a privação psicológica e emocional do contato social, enquanto isolamento social seria privação espacial ou geográfica do contato nas relações humanas:

> Na interpretação do isolamento social e solidão: o primeiro refere a experiência sentida por muitos, e objetivamente mensurável, de que são qualitativa e numericamente pobres os contatos e relações que tem com outras pessoas; a solidão, entretanto, é a dramática vivência do sentir-se sozinho, sem vínculos, sem conexão afetiva com outros, enclausurado. Esta última, em relação à primeira, é mais significativa para nós, especialmente sob a perspectiva existencial" (Kruger, 1994, p. 9).

A filosofia conceitua solidão filogeneticamente. A filosofia materialista evolucionista afirma que o homem nasce ligado à natureza, é parte dela assim como os outros animais. Mais tarde, por meio da ontogênese, engendra-se a humanidade. A filogênese repete-se na ontogênese como destino. Nesse longo processo de desenvolvimento da espécie humana e do ser, ocorre, paulatinamente, a separação entre o homem e a natureza. Com o desenvolvimento da linguagem, o homem elabora um discurso sobre a natureza e passa a representá-la como distinta de si mesmo e, nesse momento, funda a humanidade e cria a solidão (Lotz, 1961). A solidão, portanto, nesse processo, é parte da própria existência humana, é sua condição natural e essencial. O homem nasce sozinho, em sua jornada ele será sempre a sua melhor companhia, para finalmente morrer só (Dolto, 1998).

A solidão é incorporada à existência humana como um subproduto dessa existência. O homem nasce só, sua dor e seu prazer ele os vivencia no recôndito do ser. Gradualmente, vai sendo separado do produto do seu trabalho e, finalmente, morre só. Seu grande problema não é vencer a solidão, mas transformá-la em aliada da sua realização pessoal e profissional: "A plena convicção de minha vida descansa agora na crença de que a solidão não é um fenômeno insólito e consciente, próprio de mim mesmo e de outros poucos homens e sim o fato básico, central e inevitável da experiência humana." (Wolf, 1936 *apud* Lotz, 1961).

Marília Antunes Dantas (1993, p. 10) estabelece algumas relações entre isolamento social e solidão: "Pode haver isolamento social acompanhado do sentimento de solidão; pode haver isolamento social sem o sentimento de solidão; pode haver solidão sem situação de isolamento." O isolamento é o estar só, sem o sentimento de solidão. A solidão é o sentir-se só.

A compreensão filosófica da solidão consiste exatamente nessa tentativa de atribuí-la ao desenvolvimento filogenético e ontogenético da humanidade e, ainda, em associá-la às relações do homem com o produto do seu trabalho e, apenas, a esses fatores. Não se pode negar que tais fatores contribuem e até produzem o sentimento de solidão, contudo, a solidão humana não pode ser creditada apenas a causas imanentes. A mente humana é dotada da função transcendente, a qual produz, às vezes, uma profunda necessidade de relacionamentos.

6.4 Conclusão

O estudo da solidão demonstra o quanto o outro é importante na existência do sujeito, em sua humanidade, pois a solidão pressupõe o outro e o valoriza, pela sua ausência social ou psicológica.

Solidão e isolamento social não são sinônimos. O isolamento social pode envolver somente o aspecto físico e geográfico da separação do outro, enquanto a solidão é mais que isso, pois pressupõe o isolamento psicológico. Em alguns casos, o isolamento social pode produzir a solidão; em outros, a solidão ocorre sem o isolamento. O isolamento social é o estar só, a solidão é o sentir-se só.

O isolamento social pode ser um gatilho disparador de transtornos mentais, conforme veremos logo mais, todavia, também pode ser produtivo, especialmente se puder ser planejado. O certo é que pouco se produz em meio à multidão: aquele que tem um milhão de amigos pode não dispor do tempo necessário para dedicar-se carinhosamente a todos eles.

7. Solidão na Neurociência

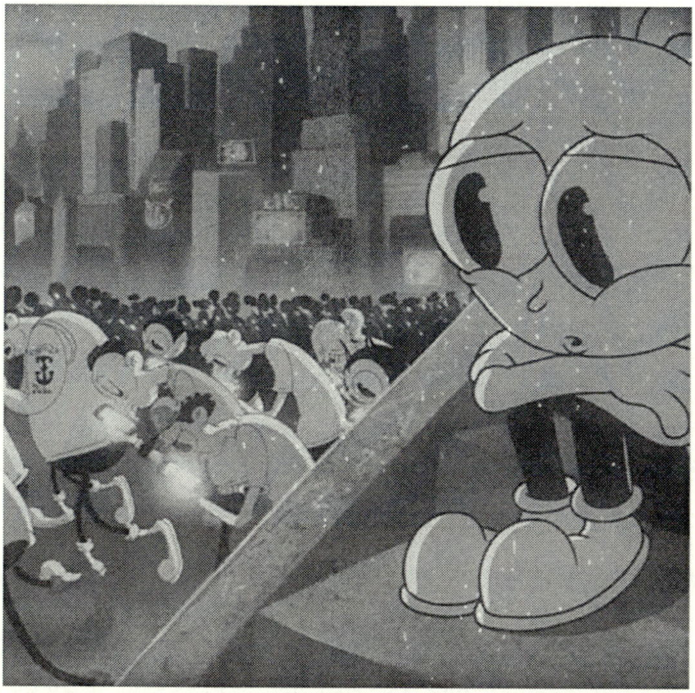

7.1 *Introdução*

A Neurociência considera a mente humana uma estrutura absolutamente social (Milhorance, 2015). Os neurônios-espelho confirmam a afirmação de Aristóteles, na *República*, segundo o qual "[...] o homem é um ser social." (*ad tempora*). Além dos neurônios-espelho, o umbigo atesta o nosso instinto gregário. Somos gerados no contexto de uma relação humana visceral. A solidão e o isolamento social parecem contrariar essa máxima. O cérebro é um órgão social e relacional. Ele nasce e se desenvolve no seio da interação social e estímulos humanos. Essa afirmação é importante para se compreender os impactos derivados da relação afetiva na saúde mental. A Neurociência contribui para compreender as implicações da ausência de cuidados maternos sobre a saúde mental de crianças e sua influência na vida adulta do sujeito.

Pode-se sustentar, portanto, que a vida do cérebro é o cérebro da vida social, tendo como principal alimento o afeto, que é a expressão principal das relações sociais. É o afeto transmitido dos pais aos filhos que constitui a fonte da maturidade que a criança vai desenvolver, num duplo sentido, através da capacidade para viver a sua vida com os outros e por intermédio da compreensão de que viver é um desafio que não se pode enfrentar sozinho.

O chamado circuito cerebral social foi dividido em duas redes principais: 1) a primeira, centrada na amígdala, pensa-se que processa o significado emocional dos estímulos sociais; 2) a segunda, fundamentada no núcleo *accumbens*, é conhecida por codificar a natureza recompensadora de objetos e eventos. Ambas as redes estão presentes na maioria dos vertebrados e suas propriedades neuroquímicas são muito semelhantes. Entre vários neurotransmissores, a ocitocina, um neuro-hormônio importante para afiliação e apego social, possui receptores em muitas dessas regiões. Tem sido sugerido que as decisões sociais envolvendo abordagem/evitação ou afiliação de parceiro/grupo são controladas por uma dupla ação neuroquímica da ocitocina.

De acordo com essa visão, ao diminuir a quantidade de estresse gerado pelo contato social, a ocitocina aumenta o valor recompensador dos contextos sociais para influenciar a percepção. Como a experiência social difere entre as espécies (por exemplo, exibições de corte específicas da espécie), a atividade de ocitocina é adaptada aos modos de interação social específicos da espécie.

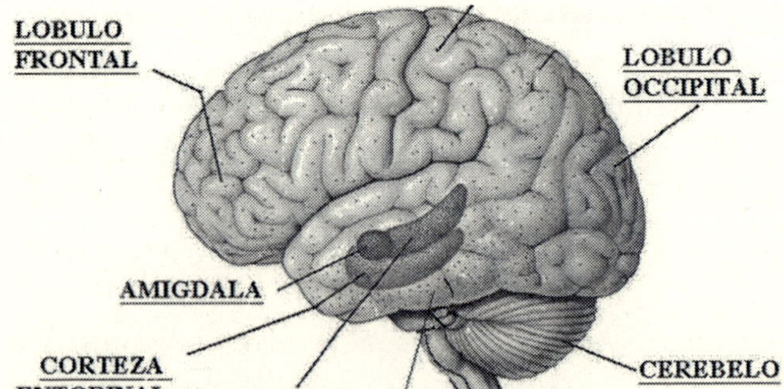

Figura 01 – Circuito Cerebral Social

Fonte: Sanamed

7.2 Solidão na Neurociência

As pesquisas da Neurociência voltam-se para os danos causados sobre o cérebro de crianças abandonadas. Além de traumas psicológicos, o abandono pode provocar danos cerebrais graves em crianças. A solidão na infância pode gerar depressão e drogadição:

> Em adultos, a solidão e o isolamento social já foram apontados como fatores de risco para morte prematura, demência, ansiedade, depressão e suicídio. Na infância, pode predizer o abuso de álcool, segundo um estudo que será publicado na revista *Addictive Behaviors Reports*. Com base em entrevistas realizadas com estudantes universitários, a psicóloga Julie Patock-Peckham, professora e pesquisadora da Universidade Estadual do Arizona, nos Estados Unidos, descobriu que os estudantes que se sentiam sós antes dos 12 anos apresentavam níveis de estresse mais elevados e relataram uso excessivo de bebidas, quando jovens (Correio Braziliense, s.d.).

Um estudo da Universidade de Harvard, no Hospital de Crianças de Boston, acompanha, desde o ano 2000, crianças negligenciadas em abrigos da Romênia, muitas das quais apresentam, segundo as análises, problemas de desenvolvimento da chamada substância branca do cérebro — região que ajuda na comunicação entre os neurônios, as células do sistema nervoso —, o que leva à redução da capacidade linguística e mental. "Essa ideia de solidão como uma dor social é mais do que uma metáfora. Imagens do cérebro que se ativa quando experimentamos a rejeição é, de fato, a mesma região - córtex cingulado dorsal anterior - que se registra a dor física." (Cacioppo; Patrick, 2010, p. 24).

> A dor da solidão é uma dor profundamente perturbadora. A disrupção, tanto fisiológica quanto comportamental, pode transformar uma necessidade insatisfeita de vínculo em uma condição crônica: quando isso acontece melhorar as coisas exige levar em conta toda a profundidade e complexidade do papel que a solidão desempenha em nossa biologia e em nossa história evolutiva (Cacioppo; Patrick, 2010, p. 25).

De um certo modo, o cérebro espelha a própria sociedade. Tanto nós quanto nossos neurônios existimos no contexto de uma rede de comunicação. Um neurônio pode diretamente compartilhar informações com centenas de outros e se comunicar indiretamente com bilhões, dentro do corpo. Coordenando nossas mãos e lábios, essa vibração elétrica dentro de nosso próprio cérebro enseja sinais eletrônicos, como o toque de um celular, de um sinal de telefone que nos coloca em conexão uns com os outros, cara a cara.

A comunicação entre as células nervosas torna-se comunicação entre seres humanos. Empatia e emoção não só incluem sentimentos, mas também nos motivam a agir em direção ao outro, por exemplo, quando a empatia causa compaixão. Na sua forma mais esquemática, espera-se que a informação flua de representações sensoriais de alto nível, a fim de contribuir para a experiência consciente do mundo e dos nossos corpos, para as representações premonitórias de alto nível que motivam a ação (Cozolino, 2013).

> A base das relações humanas são os neurônios espelhos. Os neurônios espelho desempenham uma função crucial para o comportamento humano. Eles são ativados quando alguém observa uma ação de outra pessoa. O mais impressionante é o fato desse espelhamento não depender obrigatoriamente da nossa memória. Se alguém faz um movimento corporal complexo que nunca realizamos antes, os nossos neurônios-espelho identificam no nosso sistema corporal os mecanismos proprioceptivos e musculares correspondentes e tendemos a imitar, inconscientemente, aquilo que observamos, ouvimos ou percebemos de alguma forma (Cacioppo; Patrick, 2010, p. 35).

As emoções também podem ser espelhadas. Quando vemos alguém chorar, por exemplo, nossas células refletem a expressão do sentimento que pode estar por trás das lágrimas e trazem de volta a lembrança de momentos que já vivenciamos. A essa capacidade dá-se o nome de empatia, uma das chaves para se decifrar o comportamento e a socialização do ser humano (Lameira; Gawryszewski; Pereira Júnior, 2018.

Essa sensação de empatia pode ser a base da sensação de bem-estar nas relações humanas. Uma das descobertas mais intrigantes sobre o sentimento de estar socialmente satisfeito é que essa disposição, livre da dor social e das cognições sociais distorcidas que tal dor provoca, também dá ao individuo um alicerce muito estável – e muito saudável. Quando nos sentimos ligados aos outros, normalmente, estamos menos agitados e menos estressados do que quando nos sentimos sós. Em geral, sentir-se conectado também diminui os sentimentos de hostilidade e depressão. Tudo pode provocar efeitos muito positivos em nossa saúde (Cacioppo; Patrick, 2010).

7.3 *O cérebro como um órgão social e relacional*

A mente desenvolve-se no contexto das relações, estímulos e interações com o meio ambiente. A privação desses estímulos pode trazer consequências para a mente. Dentre essas consequências, podemos destacar:

A sensação e a vivência do desamparo aprendido: A solidão infantil pode levar ao desamparo aprendido. O desamparo aprendido pode afetar os seguintes processos psicológicos: motivação (que é reduzida na ausência de incentivo para experimentar novas respostas de enfrentamento, produzindo comportamentos passivos, sem nenhuma atitude de reação), cognição (com a consequente incapacidade de aprender novas respostas de superação) e emoção (que seria a prevalência de estados depressivos, com sentimentos de inutilidade, culpa e até de pensamentos suicidas). Conforme essa teoria, o desamparo aprendido pode se tornar um pré-requisito para a invisibilidade social, produzindo sujeitos incapazes ou sem vontade de agir de acordo com as normas sociais e sem forças para resistir, suscitando passividade na ação em lugar de uma atitude proativa frente à realidade e ao processo de assimilação cultural (Wesley-Esquimaux; Smolewski, 2004, p. 77).

Prevalência de estados crepusculares: Na infância, o abandono (o desamparo) pode facilitar a emergência de estados crepusculares na fase adulta semelhantes àqueles descritos por Bleuler. Os estados crepusculares aparecem como sonhos acordados que retratam desejos ou medos, por vias diretas ou simbólicas, como já tendo sido realizados. Frequentemente persistem por longos períodos: não é raro durarem até seis meses (Tripicchio 2008).

A alteração da consciência característica dos estados crepusculares pode ter um grau muito diferente em cada caso. Além disso, as diferentes áreas que compõem a consciência não são afetadas de forma equivalente, mas cada função atencional pode apresentar alterações mais ou menos significativas.

O estado crepuscular se enquadra na categoria de perturbações, devido ao estreitamento do campo de consciência, marcado pela dissociação entre comportamento observável e fenômenos cognitivos: interrompe o fluxo de pensamentos e percepções, todavia, o comportamento continua a aparecer mais ou menos normal.

Porém, nesse tipo de transtorno, do qual os estados crepusculares são o exemplo mais representativo, o comportamento tem caráter automático. Isso se manifesta no aparecimento de automatismos (continuação dos movimentos anteriores ao episódio) e impulsos, os quais levam à deambulação. Nas alterações por estreitamento do campo de consciência, ocorre diminuição do nível de alerta cerebral e, portanto, da capacidade de atenção. Consequentemente, surge a desorientação (Nairaquest, s.d.).

Depressão: Depressão é um transtorno multicausal. A causa exata da depressão permanece desconhecida. A explicação mais plausível aponta para um desequilíbrio bioquímico nas sinapses dos neurônios responsáveis pelo controle do estado de humor. Na depressão, bem como em todas as psicoses, o sujeito sofre de alterações nas estruturas dos neurônios, mormente no funcionamento das sinapses. Tal afirmação se baseia na comprovada eficácia dos antidepressivos. O fato de ser um desequilíbrio bioquímico não exclui tratamentos farmacológicos e psicológicos. A medicação apropriada restaura o equilíbrio bioquímico e a psicoterapia faz recuperar o equilíbrio psicológico, podendo levar a pessoa a obter uma compensação bioquímica (Kaplan; Sadock; Grebb, 1997, p. 80-85).

A depressão manifesta-se quando determinados sistemas de transmissão entre as células do cérebro, ou seja, as sinapses e os mediadores químicos, se alteram. Com efeito, para que o sistema nervoso funcione bem, é necessário que a transmissão das mensagens elétricas de um neurônio para outro ocorra por intermédio do ponto de contato entre uma célula e outra, ou seja, da sinapse.

Quando uma mensagem elétrica enviada por um neurônio chega à sinapse, provoca a liberação de determinadas substâncias químicas, os neurotransmissores, os quais funcionam como mensageiros, depois de passarem ao neurônio seguinte, onde provocam a saída de um novo sinal elétrico. Consequentemente, quando a atividade de alguns neurotransmissores se altera, pode haver *transmissões perturbadas*. Especificamente no aparecimento da depressão, são três os neurotransmissores principalmente implicados: a serotonina, a endorfina e a noradrenalina. Esses neurotransmissores são responsáveis pela sensação de bem-estar e podem estar envolvidos em todas as funções que se mostram alteradas durante a depressão, e provocam os seus sintomas característicos (Damásio, 2011).

Solidão: Não aquela solidão natural a todo ser humano, e sim uma solidão maior. Trata-se daquela solidão diante do outro, o próprio Inferno de Dante. "É a solidão dentro de nós que se torna manifesta, e destrói não apenas a conexão com os outros, mas também a capacidade de estar apaniguadamente apenas consigo mesmo" (Solomon, 2002, p. 15).

Prevalência de transtornos mentais: Em 1949, um trabalho recente de Bowlby sobre crianças delinquentes e sem afeto e os efeitos do cuidado hospitalizado e institucionalizado levaram-no a ser contratado para escrever um relatório sobre a saúde mental de crianças de rua na Europa pós-guerra para a Organização Mundial da Saúde. O resultado foi *Cuidado Materno e Saúde Mental*, publicado em 1951.

7.4 Efeitos perniciosos da privação dos cuidados maternos

Segundo Jonh Bowby (1951, p. 13), "[a] qualidade dos cuidados parentais que uma criança recebe em seus primeiros três anos de vida é de grande importância para a sua saúde mental. [...] A ausência dos cuidados maternos ou a precariedade desses cuidados podem desencadear mais facilmente quadros de transtornos mentais graves e mesmo a delinquência juvenil."

Privação parcial: A privação parcial dos cuidados maternos, a ausência do rosto da mãe, a falta de contenção e/ou modulação emocional na criança podem gerar angústia, exagerada necessidade de amor, forte sentimento de vingança e consequente culpa e depressão (cf. BOWBY, 1951, p.14), pois uma criança pequena, ainda imatura de mente e corpo, não pode lidar bem com todas essas emoções e impulsos sem a presença do rosto materno. Essa falta leva a criança a ampliar a percepção dos fatos e acontecimentos, passando a reagir com distúrbios nervosos, labilidade emocional e personalidade instável e dissociativa.

Privação total: A criança que perdeu a mãe por morte, doença ou abandono e não possui parentes para cuidar dela e/ou é retirada da mãe e entregue a estranhos pela Justiça, pode sofrer de privação total. Nesses casos, falta exatamente o tipo de cuidado que uma mãe proporciona inconscientemente (expressão de afeto).

Essas crianças foram privadas de todas as carícias e brincadeiras e da intimidade da amamentação, através da qual a criança conhece o conforto do corpo materno. Também foram privadas dos rituais do banho e do vestir, com os quais, pelo orgulho e carinho materno, pelo toque, o bebê aprende a reconhecer o seu próprio valor, posto que o amor e o prazer que a mãe tem com ele representam seu alimento espiritual.

Os efeitos perniciosos da privação total dos cuidados maternos podem ser de alcance ainda maior sobre o desenvolvimento da personalidade; pode deixá-la instável e com distúrbios nervosos, além de mutilar sua capacidade de estabelecer relações com outras pessoas (cf. BOWBY, 1951, p.14); as angústias provocadas por relações insatisfatórias na primeira infância predispõem as crianças a reagir, mais tarde, de forma antissocial diante das tensões das relações interpessoais.

7.5 Conclusão

Grande parte de nossa habilidade social é desenvolvida e aprimorada, ao longo do tempo, por meio de repetidas interações sociais. As redes cerebrais que suportam a interação social continuam a se especializar na idade adulta. O trabalho de neuroimagem sugere que, embora os recém-nascidos possam ter todas as partes certas do cérebro, para apoiar a interação social, essas regiões podem ainda não ser especializadas ou conectadas da maneira adequada. Isso significa que as primeiras experiências e ambientes podem ter grandes influências no cérebro social.

Por exemplo, a negligência social, especialmente no início do desenvolvimento, pode ter impactos negativos nos comportamentos sociais e na forma como o cérebro social está conectado. Um exemplo proeminente é o de crianças criadas em orfanatos ou instituições, as quais, às vezes, se deparam com interação adulta limitada ou acesso à linguagem. As crianças criadas nessas condições são mais propensas a ter desafios sociais, incluindo dificuldades em formar vínculos. A falta prolongada de estimulação social também altera o cérebro social dessas crianças, resultando em mudanças no tamanho da amígdala e nas conexões entre as regiões sociais do cérebro.

O autor acredita que importantes pesquisas podem ser realizadas sobre o impacto da falta de cuidados maternos na produção do cortisol, o hormônio do estresse em crianças que sofrem abandono e/ou desamparo.

8. A solidão como produto social

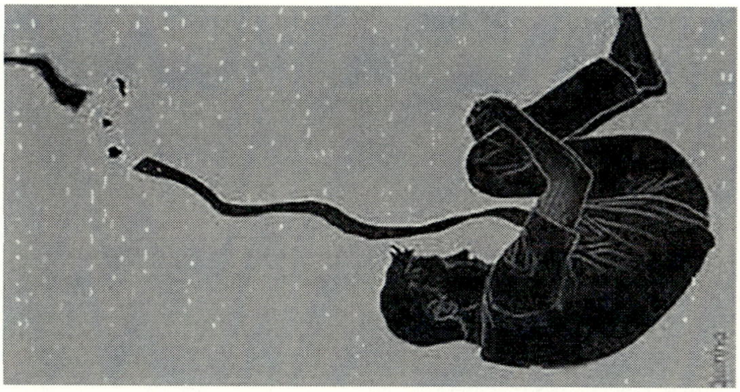

8.1 Introdução

Para C. W. Ellison (1980), a coisificação da pessoa humana, a transformação dos afetos e mesmo do sexo em produto de consumo constituem raízes da solidão na sociedade contemporânea. Ellison (1980) afirma que a sociedade de consumo é uma das mães da solidão. O desenvolvimento científico e tecnológico, a fabricação da sociedade industrial com suas megalópoles e ênfase no ter, em detrimento do ser, vão coisificando o homem, alienando-o de si mesmo e da sociedade construída por ele próprio. É o caso do operário humilde que trabalha na construção de um hotel cinco estrelas e não pode desfrutar do resultado; volta para um barraco que não oferece nenhuma condição de existência. Esse operário padece de um outro tipo de solidão, que é a alienação histórica e a marginalidade social. O operário ajuda a construir a sociedade de consumo e, em algumas sociedades, é excluído dela.

Os estudos da solidão, porém, na Filosofia, Sociologia, Psicanálise e mesmo na Psicologia Social ainda não são conclusivos. Podem ser considerados apenas caminhos para se chegar ao só e seu mundo. O estudo da solidão, na perspectiva da interação social, pode ser uma via de acesso a essa experiência humana, porque tanto no isolamento social quanto na solidão o outro continua presente, dando sentido à solidão neurótica, vagando fantasmagoricamente na consciência alterada do psicótico ou habitando a arte e a cultura do sublimado.

8.2 Solidão na Sociologia

Margareth Mead (1979) afirmava que uma pessoa é uma personalidade e tem uma identidade porque pertence a uma comunidade e absorve as instituições dessa comunidade como suas e se utiliza da linguagem como uma mediadora entre o *eu* e o mundo social humano. O pensamento de Mead representou uma reação aos postulados da Psicanálise sobre a subjetividade dos processos mentais e sobre os conteúdos puramente intrapsíquicos do *eu*, pois transporta esses processos para o âmbito dos processos sociais objetivos.

> O trabalho de Mead contém contradições fascinantes. Ele escreve como um Behaviorista, traçando o desenvolvimento dos seres sociais humanos a partir dos seus antecedentes no comportamento animal, e ainda trabalha no sentido de montar um modelo da pessoa usuária da língua, engajada em interações simbólicas – um eu que passa a existir através do processo da linguagem (Holland, 1979, p. 22).

A Sociologia encara o eu como um produto social recente, fruto do processo individual ocidental. George Simmel (1971), Erving Goffman (1985) e Ray Holland (1979) dedicaram-se ao estudo sociológico do eu, contribuindo para uma melhor compreensão do indivíduo e de suas relações interpessoais a partir do ego. Simmel (1971) é o sociólogo mais importante na compreensão da construção social do ego e da solidão. Para Simmel (1971), o ego construído socialmente, no Ocidente, encontra seu ponto máximo de expressão e diferenciação na Revolução Francesa, em 1789, com seus princípios de *Liberté, Egalité et Fraternité*.

Por trás do romantismo da liberdade e da igualdade, o que existe de concreto na Revolução Francesa é a afirmação da individualização. A pretensa fraternidade será apenas um meio de se alcançar a individualidade: "Assim que o ego se tornou suficientemente fortalecido pelo sentimento de igualdade e universalidade, buscou mais uma vez a desigualdade – mas desta vez uma desigualdade determinada de dentro para fora" (Simmel, 1971 *apud* Dantas, 1993, p. 47).

Até a Revolução Francesa, o homem vivia num mundo coletivo. Ele mesmo era fruto e pertencente à coletividade. A individualidade emerge da Revolução Francesa revigorada, e essa individualidade será a produtora de uma certa fragmentação da vida social. Assim, a solidão surge como fruto do novo sistema de relações sociais construído a partir da afirmação de personalidade individual:

> Portanto, todas as relações com outros são, em última instância, meras estações ao longo do caminho através do qual o ego chega a si próprio. Isto é verdadeiro, quer o ego se sinta basicamente idêntico a esses outros porque ainda precisa de apoio desta convicção ao se ver sozinho e contando apenas com seus próprios poderes, ou quer seja forte o suficiente para suportar a solidão de sua própria qualidade, a multidão estando presente apenas para que cada indivíduo possa usar os outros como uma medida de sua incompatibilidade e da individualidade do seu mundo (Simmel *apud* Dantas, 1993, p. 47).

Há que se considerar também aquela solidão na qual há uma rejeição às relações interpessoais que não tenham a profundidade desejada, ou seja, as relações com pessoas com as quais não se sinta afinidade ou não se possa estabelecer contatos mais profundos ou mais profícuos. Nesse caso, seria uma solidão voluntária, mas também circunstancial, pois poderia ser revertida, à medida que houvesse contato com pessoas que apresentassem afinidades:

> Atualmente, o individualismo e a solidão vem sendo uma tendência marcante das sociedades contemporâneas. No entanto, mais do que marcar uma característica dos nossos tempos, a questão do isolamento é mais um dos vários fenômenos socioculturais abrangidos pelos estudos da sociologia. Além disso, a questão do isolamento não se limita a seres isolados, sendo também vivenciado por certos grupos sociais.
>
> Nas últimas décadas, o isolamento social pode ser presenciado na chamada "tendência single", onde um grande número de pessoas – que vivem em grandes centros urbanos – prefere experimentar uma rotina solitária. Nesse tipo de fenômeno, o indivíduo não se mostra totalmente recluso da sociedade. Entretanto, o individualismo e o receio de estabelecer laços e compromissos com outro

acabam transformando a solidão em uma opção mais confortável para o "single" (Souza, 2018).

8.3 Conclusão

A solidão é uma condição interior do homem, uma sensação de carência absoluta, de um objetivo ou um desejo que sempre se desloca, provocando na alma essa percepção da falta. Os religiosos afirmam que esse sentimento de separação, de desvinculação com alguma coisa que não se pode definir, indica que o ser humano está apartado do Criador, sinônimo de Eu Superior, *Self* ou o Todo, no âmbito da Psicologia.

Em termos sociológicos, a solidão é um subproduto da construção social do indivíduo. Ao afirmar a sua individualidade, o homem afirma também a fragmentação do universo social e o isolamento do outro. Esse isolamento, porém, pode se tornar insuportável, ensejando a tentativa de superá-lo por meio da relação interpessoal. O homem isolado se caracteriza pela incapacidade de suportar a solidão e busca, portanto, o mundo social. Sociologicamente, a solidão é o resultado da produção social de um homem egocentrado, individualista, narcisista.

Sociologicamente, pode-se dizer ainda que a solidão é fruto da marginalização social, da exclusão do indivíduo da sociedade convencional por inadaptação ou pela recusa em seguir determinados parâmetros fixados socialmente. De acordo com essa ciência, quem não consegue conviver com as pessoas é, de certa forma, expulso do meio e, assim, se sente sozinho.

9. Solidão na Psicanálise e Psicologia Social

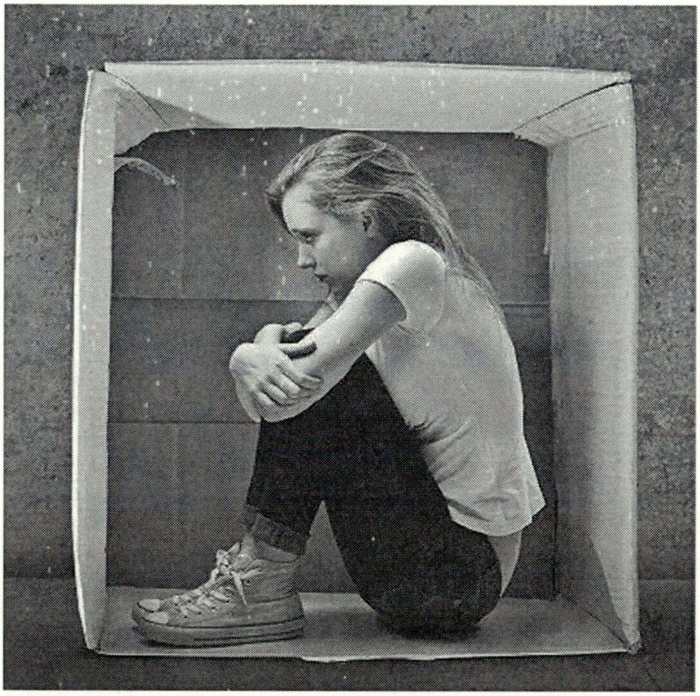

9.1 Introdução

A mudança de ênfase nas teorias psicológicas da psicologia do indivíduo para uma psicologia do sujeito, no contexto das relações interpessoais, culminou na Psicologia Social, com a mudança de paradigma dessa psicologia, que evoluiu do Behaviorismo para o modelo cognitivista e, mais recentemente, para a Neurociência (Gardner, 1996). Essa mudança significativa trouxe novas contribuições à compreensão do sujeito, seja em sua solidão, seja em sua solitude, ou ainda no movimento de interação com o outro.

Essa nova concepção em Psicologia Social mantém, de certo modo, a psicologia do indivíduo, mas incluiu a ideia de representação social da cultura, da linguagem e até mesmo do simbolismo religioso, no contexto das relações interpessoais. O indivíduo passa a ser estudado no âmbito das suas interações, "como uma pessoa que sente e pensa a respeito de outra, como a percebe e o que faz para ela, o que espera que ela faça ou pense, como reage a ações da outra" (Heider, 1970, p. 11), posto que, mesmo na solidão, o outro está sempre presente como personalidade real ou imaginária.

Heider enfatiza que seus estudos se referem à percepção de um determinado indivíduo em relação à presença do outro. Nesse sentido, estuda apenas a díade. No entanto, essa colocação põe o machado à raiz da árvore. A Psicologia Social, prisioneira do indivíduo isoladamente considerado, busca refúgio numa psicologia do sujeito socialmente construído e interacionalmente representado. Tal mudança de direção é tão profunda que alguns psicólogos gostariam até de mudar o nome da Psicologia Social para Psicologia das Relações Interpessoais, em uma mudança de paradigma que repercute também na Sociologia.

9.2 *Solidão na Psicanálise*

O termo "solidão" não aparece na obra de Freud (1926), o qual preferiu o termo "isolamento" para se referir aos estados psicológicos semelhantes ao isolamento social voluntário e a solidão. Na Psicanálise, o isolamento é considerado como um mecanismo de defesa, uma conduta ego-defensiva, sobretudo típica da neurose obsessiva: "Contra o sofrimento que pode advir-se dos relacionamentos humanos, a defesa mais imediata é o isolamento voluntário, o manter-se à distância das outras pessoas. A felicidade passível de ser conseguida através deste método é, como vemos, a felicidade da quietude" (Freud, 1929, p. 96). Aqui, o sujeito troca o prazer de estar com o outro pela sensação imediata de segurança que a solidão lhe proporciona.

A partir da conceituação de solidão como mecanismo de defesa, a Psicanálise vai estabelecer dois cursos para o desenvolvimento dela: o primeiro seria a solidão como defesa neurótica, enquanto o segundo seria a solidão como sublimação. Os padrões de comportamento relacionais adotados pelos seres humanos adultos foram aprendidos nas suas relações parentais, especialmente com a figura materna. Esses modelos de comportamento são reproduções inconscientes dos relacionamentos primordiais infantis (Dolto, 1998).

Como defesa neurótica, a solidão aparece tanto na neurose obsessiva quanto na fobia, e alcança seu ponto culminante na psicose, quando a fragmentação do eu é tamanha que o indivíduo perde quase completamente o contato com a realidade (Fenichel, 1981). A psicose é a condição de uma solidão total. A solidão neurótica é apontada como a principal fonte de ansiedade por Erick Fromm (1976, p. 28): "A solidão neurótica pode alimentar a ansiedade de separação."

O autor prossegue:

> A experiência da separação desperta ansiedade; é, de fato, a fonte de toda a ansiedade. Ser separado significa ser cortado, sem qualquer capacidade de usar poderes humanos. Eis porque ser separado é o mesmo que ser desamparado, incapaz de apreender o mundo, as coisas e as pessoas, de modo ativo; significa que o mundo nos pode invadir sem que tenhamos condições de reagir (Fromm, 1976, p. 28).

9.3 Solidão na Psicologia Analítica de Carl Gustav Jung

Carl Gustav Jung (1971) aponta a transferência, possibilitada pelo método psicanalítico de livre associação verbal, como um caminho possível à superação da solidão neurótica. A própria neurose atua no sentido de separar o neurótico da comunidade dos homens, na medida em que ele se sente culpado, não apenas pelos fatores etiológicos da sua neurose, mas, igualmente, pela sua neurose; essa culpa o lança na angústia, no sofrimento e no isolamento atroz. A confissão psicanalítica funcionaria como a porta de entrada do neurótico na comunidade dos homens da qual está isolado, e o analista será o primeiro elo da nova teia de relações que o neurótico irá construir.

Além das relações humanas naturais, a Psicanálise propõe a sublimação como uma das saídas possíveis para a solidão. Por meio da sublimação, que é "[...] o processo postulado por Freud para explicar as atividades humanas sem qualquer relação aparente com a sexualidade, mas que encontram seu elemento propulsor na força da pulsão sexual" (Laplanche; Pontalis, 1986, p. 638), o indivíduo desloca a sua libido e reorganiza os objetos da sua pulsão. Nesse processo, a solidão voluntária, produtiva, pode ser um dos resultados da sublimação:

> Desta forma, o isolamento social voluntário, destinado à produção artística e/ou científica, é possibilitado, segundo Freud, à constituição psíquica do sujeito, assim como à sua capacidade de sublimação pulsional (Dantas, 1993, p. 60).

Tanto para Freud (1929) quanto para Jung (1971), a solidão ou o isolamento social voluntário podem estar intimamente ligados às doenças mentais, isto é, aos sintomas neuróticos e psicóticos. Somente nos indivíduos mais saudáveis, do ponto de vista psicanalítico, é possível a solidão como consequência da sublimação. Nesse último caso, estaríamos diante de uma solidão normal e produtiva, do ponto de vista cultural. A solidão seria uma forma saudável de lidar com a ansiedade de castração e de separação.

Carl Gustav Jung (1989) vê a solidão como um estado de sofrimento do sujeito e descreve o que acontece com duas pessoas humanas, num encontro ou relação alquímica de transformação. O autor consistentemente enfatiza os aspectos duais do encontro entre dois seres. Ele considera o encontro de mentes, tanto em níveis conscientes, explícitos e implícitos quanto em níveis de inconsciente, como necessário para mudança e transformação. Tenho utilizado a exploração de Jung (1946b) de uma das imagens da Philosphorum Rosarium, a fim de melhor ilustrar os níveis em ocorre essa transformação. A conexão entre dois seres que se relacionam é chamada por Jung (1989) de coniunctio. Na concepção dele, um encontro pode ser alquímico, transformador.

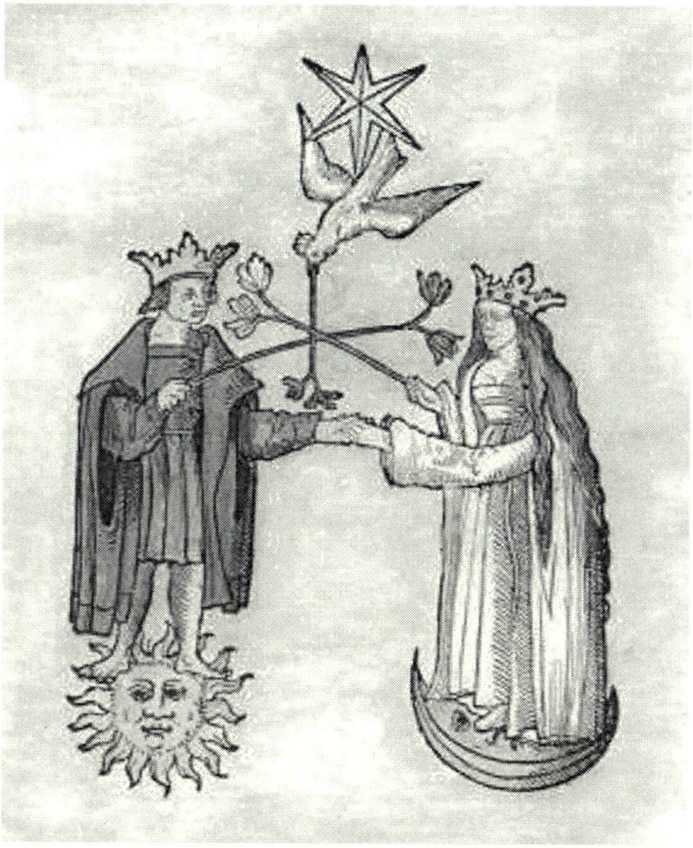

Figura 02 – O Rosarium Philosophorum

Fonte: Ekaterina Fadeicheva-a

A coniunctio pode formar-se de diversas maneiras, e cada exemplo tem diferenças significativas. Às vezes, é paradigmática a ilustração do Rosarium posterior à verdadeira coniunctio, a qual mostra os dois amantes alados (cf. Figura 02). Essa imagem representa uma experiência na qual ambos os participantes têm a sensação de estar suspensos, flutuando. Enquanto eles continuarem a ser veículos de energias espirituais e eróticas que se intensificam, à medida que cada um vê marginalmente o outro, de forma mais profunda, a coniunctio entre duas pessoas aumentará, permitindo-lhes vivenciar uma sensação como o flutuar. A coniunctio também pode ser experienciada sem um encontro direto, cara a cara. Nesse caso, as pessoas que se encontram nessa interação vivenciam o kairós. Em tal estado, o casal rompe com o kronos e emerge no kairós.

Carl Gustav Jung (1989) compreende a junção das mãos esquerdas como representação do lado inconsciente da natureza da relação afetiva (Jung, 1946b, par. 410). O lado esquerdo do corpo conecta-se ao hemisfério direito do cérebro, enquanto o lado direito do corpo conecta-se ao hemisfério esquerdo. A junção das mãos esquerdas, nessa imagem, pode simbolizar as interações implícitas e respostas emocionais do hemisfério direito, ao passo que o cruzamento das flores realizado nas mãos certas (que Jung entende como compensatório) pode significar a troca de ideias ou cognições que surgem no hemisfério esquerdo. As pessoas dessa relação estão em pé, em uma forma que permita olhar e olhar para longe. Recuperam as trocas que ocorreram, nas reminiscência dos primeiros modos de relação entre mãe e infante. A forma como o olhar de cada um envolve os outros pontos serve para marcar a importância da "linguagem dos olhos" para a compreensão do outro.

9.4 Solidão na Psicologia Social

O interesse da Psicologia Social pela solidão é antigo. A partir da obra de Gustave Le Bon (1920), a Psicologia das Massas volta-se para estudar a influência exercida pela multidão sobre o comportamento do indivíduo. Segundo Le Bon (1920), o indivíduo isolado é sempre reconhecido como ele é. No entanto, se esse mesmo indivíduo for inserido numa multidão, as características psicológicas individuais desaparecem e o grupo adquire características particulares, resultado da totalidade dos traços psicológicos dos seus componentes.

O sujeito dissolve-se na multidão e é devorado pelos instintos dela. Parece que há uma dissolução momentânea do ego, e o sujeito acompanha a multidão em tudo o que ela faz! O ego do sujeito é substituído pelo ego da multidão. Le Bon (1920) e Napoleon Hill (1956) afirmam que as principais características de um indivíduo num grupo são as seguintes:

1. O indivíduo, num grupo, parece estabelecer uma conexão mental com os demais membros desse grupo e adquire um sentimento de pertencimento e, às vezes, de onipotência, que facilita a manifestação dos instintos reprimidos pela cultura. O grupo age como um ser autodeterminado com características psicológicas específicas;

2. Num grupo, todos os sentimentos são compartilhados ao mesmo tempo por todos os indivíduos integrantes, o que provoca uma força contagiante do grupo sobre o indivíduo;
3. Num grupo, torna-se mais difícil para o indivíduo exercer um controle consciente sobre os seus atos. No mais das vezes, fica à mercê da força de coesão grupal e sua direção.

Napoleon Hill (1956) chama o processo exercido pelo grupo sobre o indivíduo de master mind, isto é, no grupo existe a fusão dos processos mentais e psicológicos do indivíduo, produzindo uma mente autônoma, que é a mente do grupo, que não pertence a nenhum indivíduo determinado que a compõe, mas, ao mesmo tempo, pertence a todos. Hill é acompanhado por Kurt Lewin (1973), em sua Psicologia Topológica.

Carl Gustav Jung já havia observado esse fenômeno nas relações entre duas pessoas, por meio da metáfora alquímica do Rosarium Philosophorum. Carl Gustav Jung trata desse tema nas obras Psicologia e Alquimia (1991) e Mysterium Coniunctionis (1989).

Marília Antunes Dantas (1993) alude a algumas pesquisas mais recentes sobre isolamento social e solidão em Psicologia Social. Essas pesquisas se referem a situações artificiais de isolamento. A mais importante dessas experiências foi realizada por Jeff, que decidiu criar para si uma situação de isolamento social, permanecendo sozinho numa pequena cabana no meio de uma floresta.

Dantas afirma que Jeff, a princípio, se sentia extremamente feliz e passeava, explorando o seu novo ambiente. No entanto, após uma semana, aproximadamente, as coisas começaram a mudar, e Jeff passou a ser tomado de angústia e medo, fazendo a si mesmo perguntas inquietantes, tais como: "E se algo acontecer comigo? Quem vai ficar sabendo? Quem poderá ouvir meus gritos de ajuda?" Para amenizar esse estado de angústia, Jeff rompeu seu isolamento voluntário e resolveu visitar as cabanas que existiam na floresta onde se encontrava. Em seguida, decidiu voltar para o convívio habitual (Raven; Rubin, 1983 apud Dantas, 1993).

As novas circunstâncias da contemporaneidade, como o aumento da expectativa de vida, o divórcio, a alta densidade demográfica das grandes cidades, elevando o número de pessoas que vivem sozinhas, têm levado os psicólogos sociais a se voltarem para o fenômeno da solidão, inclusive com a construção de escalas que procuram medir esse comportamento, como a Escala de Dean (1961), a qual desenvolve uma medida, dividida em três partes, sobre alienação, na qual um dos componentes concerne ao isolamento social, que representa nove itens na escala final. Os itens são apresentados no formato Likert, que corresponde a ordens alternativas de 4 (fortemente acomodado, ajustado, adaptado) a 0 (fortemente desajustado, inadaptado), sendo cinco dos itens reverse-scored. Os escores da escala podem variar de 0, o mais baixo grau de isolamento da escala, até 36, o mais alto grau de isolamento social (Dantas, 1993).

As pesquisas sobre solidão, no Brasil, foram iniciadas com validação da Revised Ucla Loneliness, que passou a ser denominada "Escala UCLA de Solidão" (Russel; Peplau; Cutrona, 1980 apud Pinheiro; Tamayo, 1985).

Pinheiro e Tamayo (1984, p. 35) produziram um artigo na área de Psicologia Social, no qual formularam uma definição para solidão, resumida a seguir: "[...] com base na literatura consultada sobre a solidão, propõe-se a seguinte definição para o termo, consideradas as suas dimensões: solidão é uma reação emocional de insatisfação, decorrente da falta e/ou deficiência de relacionamentos significativos, a qual inclui algum tipo de isolamento."

Em outro artigo, Pinheiro e Tamayo (1985, p. 63) procuram estudar a relação existente entre sexo e solidão, do ponto de vista teórico e empírico. Esses autores concluíram que não existe uma relação significativa entre as variáveis de gênero e solidão: "Diante desta análise encerrada, fica evidenciado que a relação entre sexo e solidão permanece problemática, tanto no plano racional como no empírico, embora os resultados, que não apontam diferenças sexuais significativas, pareçam mais consistentes."

9.5 *Conclusão*

A Psicologia Social parece mais preocupada em mensurar o isolamento social do que estudar a solidão, que é um fenômeno psicológico bem mais complexo e de causas multivariadas. Essa área ainda está engatinhando no estudo da solidão, um tema ainda considerado tabu entre os psicólogos, posto que ele esconde, no mais das vezes, uma faceta do sofrimento humano na sociedade contemporânea.

O que a Psicologia Social não afirma, todavia, é que a solidão também esconde uma profunda incapacidade de lidar com a vida, com o outro e consigo mesmo, e sem uma teia de relações, a existência humana não encontra sentido.

10. Solidão e espiritualidade

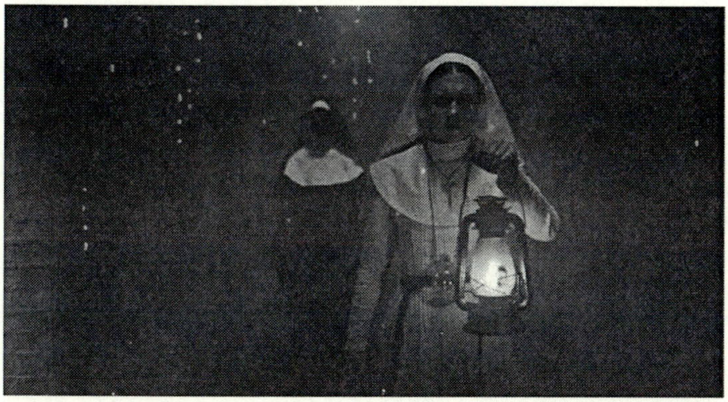

10.1 Introdução

Um dos aspectos mais importantes da solidão é a espiritualidade. Na tradição judaico-cristã, o santo caminha sozinho e Deus se revela nessa solidão, como ocorreu com Moisés no Monte Sinai. A via mística das grandes religiões, especialmente do cristianismo, é uma *via crucis* solitária. Nem por isso deixa de ser uma experiência rica de significado e valor pessoal. "O aprendizado, o pensamento, a inovação e a continuidade do contato com o mundo inteiro são favorecidos pela solidão" (Storr, 2011, p. 67).

Na espiritualidade, destaca-se como ato solitário a comunhão com Deus, a meditação e a prece, a oração: "A prece pode ser ato público de doação, mas a pessoa que ora privadamente sente que está sozinha na presença de Deus. Essa é uma outra forma de pôr o indivíduo em contato com seus sentimentos mais profundos" (Storr, 2011, p. 67).

> Já vimos que a capacidade de ficar sozinho é recurso valioso. Possibilita que os seres humanos entrem em contato com seus sentimentos mais profundos, aceitem a perda, distingam suas ideias e mudem de atitude. Em alguns casos, até um isolamento forçado da prisão é capaz de estimular o desenvolvimento da imaginação criativa (Storr, 2011, p. 127).

10.2 A solidão como condição humana

A solidão como condição humana era desconhecida do homem primordial, prefigurado no mito de Adão, antes da narrativa da queda, em Gênesis 1-3. Do ponto de vista espiritual, pode-se afirmar que a queda do primeiro homem, o chamado pecado original, na tradição cristã, teve um impacto significativo na mente humana, já que modificou o seu espírito e as fundações da sua mente, produzindo aquilo que podemos chamar de Estados Alterados da Consciência (EAC). Conforme o relato de Gênesis 3, Adão vivia em plena comunhão com Deus, com a natureza, consigo mesmo e com o próximo (Gênesis 1-3).

O homem comeu da árvore do conhecimento do bem e do mal. Tornou-se consciente de si mesmo. Separou-se de Deus e da natureza. Tornou-se ele mesmo. O preço de todo esse longo processo de individuação, sem dúvida, é a solidão. A queda alterou a forma como Adão passou a apreender a experiência do conhecimento, do autoconhecimento e do heteroconhecimento. Por isso, do ponto de vista tipicamente humano, psicológico, o evento que chama de queda, do ponto de vista teológico, bem pode ter sido, psicologicamente, uma queda para o alto, pois tornar-se ele mesmo, praticar o autoconhecimento, conhecer a Deus, a si e a natureza pode levar ao exercício pleno da autoconsciência e da autodeterminação. Ainda hoje, contudo, é um pecado que não tem perdão pela sociedade humana.

A queda abalou também a inteligência emocional de Adão, isto é, suas habilidades para o desenvolvimento de relações intrapessoais e interpessoais. Conforme o relato de Gênesis 2, Adão não demonstrava nenhuma dificuldade de relacionamento com Deus, consigo mesmo e com o próximo, antes da queda. Já no relato de Gênesis 3:10-15, após a queda, Adão já havia comprometido essas habilidades da inteligência emocional e espiritual, porque a desconfiança, o medo e a ansiedade passaram a mediar todo o seu sistema de relacionamento. A perda dessa capacidade de relacionar-se se refletirá em seus relacionamentos pessoais e interpessoais. Agora, o homem nasce, cresce, adoece, cura-se, vive e morre no contexto das relações humanas.

> Então foram abertos os olhos de ambos, e conheceram que estavam nus; e coseram folhas de figueira, e fizeram para si aventais.

> E ouviram a voz do Senhor Deus, que passeava no jardim pela viração do dia; e esconderam-se Adão e sua mulher da presença do Senhor Deus, entre as árvores do jardim. E chamou o Senhor Deus a Adão, e disse-lhe: Onde estás? E ele disse: Ouvi a tua voz soar no jardim, e temi, porque estava nu, e escondi-me (Gênesis 3:7-10).

Voltando à solidão, o texto de Gênesis demonstra claramente que a queda rompeu a comunhão existente entre Deus e o Homem e o lançou num profundo estado de solidão e isolamento social. Além da consideração espiritual e espaço-temporal da expulsão da primeira família do paraíso, deve-se levar em conta também o conteúdo simbólico desse ato divino. Adão, agora, estava no mundo sem Deus e sem ninguém, sem pai nem mãe, órfão do homem e Deus, acolhido apenas pela generosa natureza. Simbolicamente, a expulsão do paraíso corresponde, em termos psicológicos, à expulsão do bebê do útero materno:

> Por isso o Senhor expulsou o ser humano do jardim do Éden e fez que ele lavrasse a terra da qual havia sido formado. Deus baniu Adão e Eva e no lado leste do jardim do Éden estabeleceu seus querubins e uma espada flamejante que se movia em todas as direções, evitando assim que alguém tivesse acesso à árvore da vida (Gênesis 3:23-24).

10.3 A solidão na teologia bíblica

Nesse sentido, a teologia bíblica afirma que a solidão é o estado alterado da consciência produzido pela queda, que teve profundas consequências sobre as habilidades relacionais do ser humano, que passou, em alguns casos, inclusive a fugir da comunhão com o outro, segundo o relato de Gênesis 3:9-10. Aqui, Adão não apenas foge da presença de Deus, como passa a temer profundamente essa presença. O outro se torna o estranho outro, aquele que se deve temer, que se deve evitar, de quem se deve fugir. Desde então, o outro, aquele outro desconhecido de Lacan, é o demônio.

Na mística bíblica, a solidão aparece como oportunidade de crescimento e Metanoia. O termo grego *metanoia* ou *metanoien*, traduzido por

"[...] arrepender-se", "mudar de ideia", "mudar de sentimento", "mudar o modo de pensar e sentir" (Moulton, 1977, p. 266), representa esse ponto de mutação.

Etimologicamente, a raiz da palavra dá-lhe o sentido de "[...] mudança, transformação: *conversio. mutatio, onia.* Mudança de costumes para o bem, voltar-se para" (Fonsêca, 2007, p. 159). Esse termo comporta uma ideia de transformação, tanto no nível das crenças como no nível das práticas. A metanoia corresponde à mudança de *mindset.* A dimensão de mudança de percepção do mundo representa, de resto, o único consenso que os investigadores em ciências sociais estabeleceram em torno do conceito.

Na mística bíblica, a solidão pode ser o palco privilegiado da revelação de Deus e da ação dessa revelação sobre o homem. Moisés passou quarenta dias e quarenta noites no Monte Sinai. Na solidão do deserto, Moisés encontrou a comunhão com Deus e consigo mesmo: sofreu uma Metanoia. Na solidão do deserto, Moisés integrou seus medos, a sua covardia, a sua agressividade impulsiva. Tornou-se uno e único em seu ser e em sua existência.

Moisés encontrou-se com Deus e consigo mesmo. Depois, quando desceu do monte, encontrou-se com o seu povo. Na solidão, Deus forjou a sua personalidade, mudou o seu caráter e o transformou num homem, legislador, líder e guia do povo judeu. Imagine um homem ficar sozinho num deserto por tanto tempo... "Aos olhos dos filhos de Israel a glória de *Yahweh* parecia um fogo consumidor fulgurante no topo da montanha. Moisés, pois, penetrou na nuvem e foi subindo o monte. E Moisés permaneceu no monte quarenta dias e quarenta noites." (Êxodo 24:17-18). O brilho no rosto de Moisés, resultado da proximidade intima com Deus é um símbolo do novo homem que nasceu daquele encontro no Monte Sinai.

Outro personagem bíblico que foi transformado na solidão foi Jacó. Na solidão de Jacó, Deus providenciou uma escada que o colocou em contato com as realidades da vida espiritual, de maneira que Jacó pôde ver a saída para o alto:

> E chegou a um lugar onde passou a noite, porque já o sol era posto; e tomou uma das pedras daquele lugar, e a pôs por seu travesseiro, e deitou-se naquele lugar. E sonhou: e eis uma escada posta na terra, cujo topo tocava nos céus; e eis que os anjos de Deus subiam e desciam por ela;

> E eis que o Senhor estava em cima dela, e disse: Eu sou o Senhor Deus de Abraão teu pai, e o Deus de Isaque; esta terra, em que estás deitado, darei a ti e à tua descendência; E a tua descendência será como o pó da terra, e estender-se-á ao ocidente, e ao oriente, e ao norte, e ao sul, e em ti e na tua descendência serão benditas todas as famílias da terra; E eis que estou contigo, e te guardarei por onde quer que fores, e te farei tornar a esta terra; porque não te deixarei, até que haja cumprido o que te tenho falado. Acordando, pois, Jacó do seu sono, disse: Na verdade o Senhor está neste lugar; e eu não o sabia. E temeu, e disse: Quão terrível é este lugar! Este não é outro lugar senão a casa de Deus; e esta é a porta dos céus. Então levantou-se Jacó pela manhã de madrugada, e tomou a pedra que tinha posto por seu travesseiro, e a pôs por coluna, e derramou azeite em cima dela. E chamou o nome daquele lugar Betel; o nome, porém daquela cidade antes era Luz (Gênesis 28:11-19).

A Escada de Jacó (em hebraico: Sulam-Yaakov סולם יעקב) refere-se à escada mencionada na Bíblia (Gênesis 28,11-19), a qual se caracteriza como o meio empregado pelos anjos para subir e descer do céu. Foi vislumbrada pelo patriarca Jacó, num dos seus sonhos, depois de ter fugido da confrontação com o seu irmão Esaú. Jacó teve a visão, durante o sono, de uma escada, cujos pés repousavam sobre a terra e cujo topo chegava aos céus. Anjos continuamente subiam e desciam através dela, prometendo-lhe a bênção de uma numerosa prole e feliz posteridade. Quando Jacó acordou, ele estava cheio de gratidão e consagrou o local e o denominou A Casa de Deus.

Vamos lembrar a escada de Jacó, daquela metáfora bíblica bonita e profunda. Jacó havia brigado com seu pai e traído seu irmão, "passado a perna" em Esaú com a ajuda da sua mãe, Raquel. Jacó havia fugido da sua tribo, da sua família, da sua casa. Jacó estava sozinho, encontrava-se fragilizado, melancólico e em pânico. Absolutamente só, sentia-se desprotegido, cansado, desamparado.

Jacó dormiu e sonhou; no seu sonho, na sua fantasia, de olhos abertos ou fechados, Jacó viu uma escada que descia do céu à terra. Aquela escada era a sua ligação com Deus, consigo mesmo. Representava uma saída para o alto. A saída não estava nos lados, nem abaixo, estava acima dele. A escada reassentava a terceira margem do rio, ligava a terra ao céu.

Parecia uma escada infinita que ligava Jacó com Deus, com seu eu mais profundo, sua alma.

A solidão de Jacó transformou-se no palco da manifestação e da intervenção de Deus em sua vida:

> E Jacó ficou sozinho. Então veio um homem que se pôs a lutar com ele até o amanhecer.
> Quando o homem viu que não poderia dominar Jacó, tocou-lhe na articulação da coxa, de forma que a deslocou enquanto lutavam.
> Então o homem disse: "Deixe-me ir, pois o dia já desponta". Mas Jacó lhe respondeu: "Não te deixarei ir, a não ser que me abençoes".
> O homem lhe perguntou: "Qual é o seu nome?"
> "Jacó", respondeu ele.
> Então disse o homem: "Seu nome não será mais Jacó, mas sim Israel, porque você lutou com Deus e com homens e venceu".
> Prosseguiu Jacó: "Peço-te que digas o teu nome". Mas ele respondeu: "Por que pergunta o meu nome?" E o abençoou ali.
> Jacó chamou àquele lugar Peniel, pois disse: "Vi a Deus face a face e, todavia, minha vida foi poupada" (Gênesis 32:25-30).

10.4 Conclusão

Todos os homens e mulheres de grandes realizações foram aqueles que souberam tirar proveito da solidão, sem mergulharem em sentimentos destrutivos de alta comiseração. Watchman Nee escreveu: "O Santo caminha sozinho." O autor deste texto acrescentaria: o santo caminha sozinho pelo caminho de Cristo, pisando nas suas pegadas. Todo cristão deve passar, porém, por esse caminho, um de cada vez, com o seu próprio pé, sozinho (cf. I Ped. 2:21). A solidão pode ser produtiva.

A solidão pode ser uma grande oportunidade para ficar a sós com Deus e consigo mesmo, a fim de vivenciar aquela bênção especial de autoconhecimento e transformação. A via mística de São Paulo, Santo Agostinho, Mestre Eckhart de Hochheim, São João da Cruz e Santa Tereza d'Ávila parece alimentar-se da solidão, para nutrir a alma e desenvolver a espiritualidade.

11. Fatores socioeconômicos de risco para a saúde mental

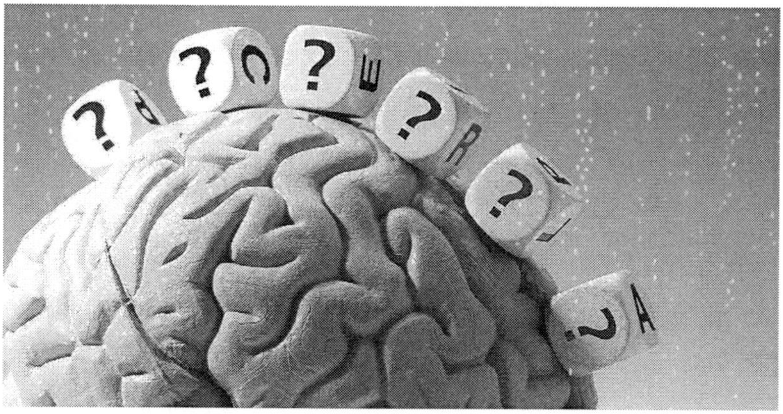

11.1 Introdução

Os transtornos mentais que emergiram durante a pandemia de covid-19 e continuam a emergir atualmente são multicausais, isto é, podem ter várias causas. Contudo, o isolamento social obrigatório, ao longo desse período, fez surgir diversos quadros de transtornos mentais, e, mais do que isso, potencializou os gatilhos socioeconômicos já reconhecidos como responsáveis pela emergência desses transtornos. Dentre esses gatilhos disparados pelo isolamento social, destacamos: recessão, desemprego, pedidos de demissão, violência doméstica e divórcio.

11.2 Recessão econômica

Períodos de calamidade pública, como guerras, pandemias e catástrofes, são tempos marcados pela escassez e, consequentemente, pela recessão econômica. A pandemia da covid-19 impôs uma recessão mundial, e nem mesmo os Estados Unidos e a China escaparam do encolhimento econômico, com graves consequências sociais. Assim, pode-se afirmar que a covid-19 lançou a economia mundial na pior recessão desde a Segunda Guerra Mundial. A renda *per capita* encolheu em todas as regiões e países do mundo. A recessão, à semelhança da Queda da Bolsa de 1929, traz inflação – e a inflação traz o desemprego, e o desemprego traz a fome. Numa espécie de Ouroboros econômico, aquela serpente (ou dragão) que morde a própria cauda e devora a si mesma:

> Washington, 8 de junho de 2020 — O choque rápido e maciço da pandemia de coronavírus e as medidas de bloqueio total para contê-la lançou a economia mundial em uma recessão severa. Segundo previsões do Banco Mundial, a economia global sofrerá contração de 5,2% neste ano. Isso representaria a recessão mais profunda desde a Segunda Guerra Mundial, com a maior proporção de economias desde 1870 a experimentar declínio do produto per capita, afirma o Banco Mundial em sua publicação de junho de 2020, *Global Economic Prospects*.
>
> A atividade econômica entre as economias avançadas deverá encolher em 7% in 2020, tendo em vista as graves perturbações na oferta e procura, no comércio e nas finanças. As economias de mercado emergente e em desenvolvimento (EMED) devem diminuir 2,5% este ano, sua primeira contração como grupo em pelo menos sessenta anos. A expectativa de declínio para a renda per capita é de 3,6%, o que levará milhões de pessoas à situação de pobreza extrema neste ano (World Bank Group, 2021).

Nesse contexto, 28 países entraram em severa recessão, dentre os quais é possível citar Estados Unidos, a Índia e o Brasil. Somente entre abril e junho de 2020, o Brasil, maior economia da América Latina, sofreu uma queda recorde de 9,7% de seu PIB. A recessão foi marcada pelo natural fechamento de empresas:

> O Brasil entre abril e junho. O segundo país mais atingido pela pandemia, com mais de 121.000 mortes, o gigante sul-americano entrou oficialmente em recessão após um recuo (revisado) de 2,5% no primeiro trimestre.
>
> "O PIB já está no mesmo nível do final de 2009, no auge da crise financeira internacional", explicou o Instituto Brasileiro de Geografia e Estatística (IBGE) em nota.
>
> A Índia, outro gigante emergente que paga um alto preço pela covid-19 (mais de 65.000 mortos), revelou 24 horas antes uma

> queda sem precedentes de 23,9% de seu PIB ano a ano. Sem recessão, entretanto, já que Nova Délhi registrou crescimento de 3,1% entre janeiro e março (Martucci, 2020).
> Fechamento de empresas na pandemia. O acompanhamento do ritmo de fechamento de empresas durante a pandemia ajuda a qualificar o processo de recuperação observado nos indicadores agregados de produção e consumo. Em particular, um eventual excesso de mortalidade de empresas poderia, em hipótese, dificultar o pleno restabelecimento da oferta no médio prazo. A Pesquisa Pulso Empresa do IBGE indicou que 33% das empresas da amostra haviam encerrado suas atividades de forma temporária ou definitiva na 1ª quinzena de junho, impacto concentrado nas firmas de pequeno porte. Todavia, as coletas seguintes mostraram recuperação disseminada no número de empresas em operação. Na segunda quinzena de agosto, aproximadamente metade das firmas que em junho ficaram inoperantes haviam retomado suas atividades (BCB).

Passada a pandemia, era de se esperar um período de reconstrução semelhante àquele ocorrido após a Segunda Guerra Mundial, representado inclusive pelo *Baby Boom*; contudo, isso ainda não aconteceu. Podemos afirmar que, em meados de 2022, o mundo se encontra em recessão e acentuado processo inflacionário, e os níveis de emprego em países com o Brasil ainda não voltaram aos índices de 2019.

> Publicação do Banco Mundial destaca perda de 7,8 milhões de empregos na América Latina e Caribe; estudo "Emprego em crise" sugere que medidas atuais para baixar efeitos da crise terão impacto na próxima década (ONU, 2021).
> Pesquisadores do IBGE até avaliam que a taxa de desemprego pode ter queda num primeiro momento, mas isso não significa uma melhora no mercado. Isso pode acontecer porque, de acordo com a metodologia mundial para mensurar esse índice, são consideradas desempregadas apenas as pessoas que buscam emprego ativamente. E, neste momento, muitas pessoas deixaram de buscar por oportunidades.

> Com a expectativa de queda de até 4,4% do PIB neste ano, o mercado de trabalho brasileiro será diretamente afetado, intensificando o cenário que já era grave. O Ibre, Instituto Brasileiro de Economia da FGV, calcula que a taxa de desemprego brasileira já subiu de 11,2% para 12,9% no primeiro trimestre (Catho Comunicação, 2024).

"O PIB do Brasil caiu 4,1% em 2020, muito menos que o inicialmente esperado, graças ao auxílio emergencial concedido a quase um terço da população" (s.a., 2021). A recessão, com suas consequências nefastas, gera estagflação com impactos significativos e, no mais das vezes, negativos sobre a saúde mental dos cidadãos. No Brasil, a depressão econômica acentuada depois da recessão simbolicamente representa o surto de depressão ao qual a população está sujeita, pela incerteza e insegurança provocada pelo desemprego. O medo de empobrecer é um dos medos que mais atormentam o indivíduo de classe média, especialmente o que logrou alguma ascensão social.

11.3 Desemprego

A pandemia e o isolamento social geraram a recessão, e a recessão pariu o desemprego, especialmente nos países emergentes, como o Brasil. Conforme dados do IBGE, em cinco meses de pandemia e isolamento social, o desemprego aumentou 33%, como mostra a tabela abaixo. O isolamento social cumpriu o seu papel de proteger milhões de vidas no mundo e, ao mesmo tempo, empobreceu nações inteiras.

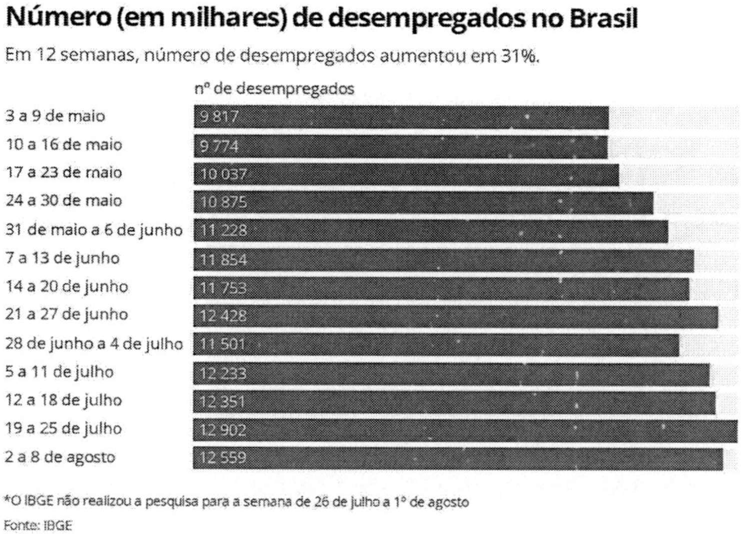
Número (em milhares) de desempregados no Brasil
Em 12 semanas, número de desempregados aumentou em 31%.
nº de desempregados
3 a 9 de maio 9 817
10 a 16 de maio 9 774
17 a 23 de maio 10 037
24 a 30 de maio 10 875
31 de maio a 6 de junho 11 228
7 a 13 de junho 11 854
14 a 20 de junho 11 753
21 a 27 de junho 12 428
28 de junho a 4 de julho 11 501
5 a 11 de julho 12 233
12 a 18 de julho 12 351
19 a 25 de julho 12 902
2 a 8 de agosto 12 559
*O IBGE não realizou a pesquisa para a semana de 26 de julho a 1º de agosto
Fonte: IBGE

Tabela 01 – Tabela do Desemprego no Brasil

Em 2020, em quatro meses, o desemprego pulou de 9,8 milhões de desempregados para 12,5 milhões, no Brasil. Para a maioria da população brasileira que ganha somente até dois salários mínimos e vive sem proteção social nenhuma, foi uma verdadeira sangria. Ademais, desse número foram excluídos pelo governo de Jair Messias Bolsonaro aqueles trabalhadores informais que pararam de procurar emprego. É bom lembrar que os mais atingidos pelo isolamento social foram exatamente os trabalhadores informais, como camelôs, faxineiras, manicures, pedreiros, encanadores, eletricistas etc.

> O Brasil registrou um recorde histórico de 14,4 milhões de pessoas em busca de emprego no período de dezembro/2020 a fevereiro/2021, um aumento de 2 milhões em comparação com um ano atrás, quando a pandemia de coronavírus havia acabado de chegar ao país - informaram fontes oficiais nesta sexta-feira (30). O índice de desemprego chegou a 14,4%, contra 11,6% no mesmo período do ano passado, informou o Instituto Brasileiro de Geografia e Estatística (IBGE).

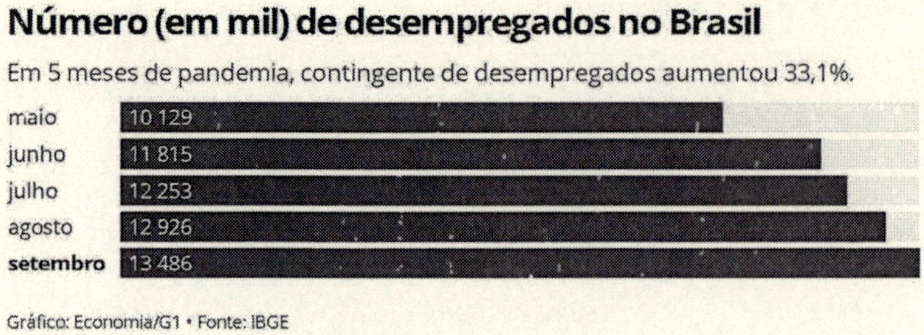

Tabela 02 – Tabela do Desemprego no Brasil

O ápice do desemprego no Brasil da pandemia e do isolamento social ocorreu em 2021, com o aparecimento de novas variantes do vírus e a falta de vacinas. A gravidade dessa crise foi resultado de um governo federal que, quase em sua totalidade, adotou uma postura negacionista em relação ao Coronavírus e uma atitude antivacinas, deixando a população à mercê da própria sorte:

> Em abril de 2021 o desemprego no Brasil ficou em 14,7% e se manteve em patamar recorde, segundo divulgou nesta quarta-feira (30/06/21) o Instituto Brasileiro de Geografia e Estatística (IBGE).
> O número de desempregados totalizou 14,8, milhões de pessoas.
> "Essa taxa e o contingente de desocupados mantêm o recorde registrado no trimestre encerrado em março, o maior da série desde 2012", destacou o IBGE.
> No mesmo período do ano passado, a taxa de desemprego era menor, de 12,6%. Já o número de desempregados aumentou 15,2% (mais 1,9 milhão de pessoas) na comparação anual e 3,4% (mais 489 mil pessoas) na comparação com o trimestre encerrado em janeiro (Alvarenga; Silveira, 2021)

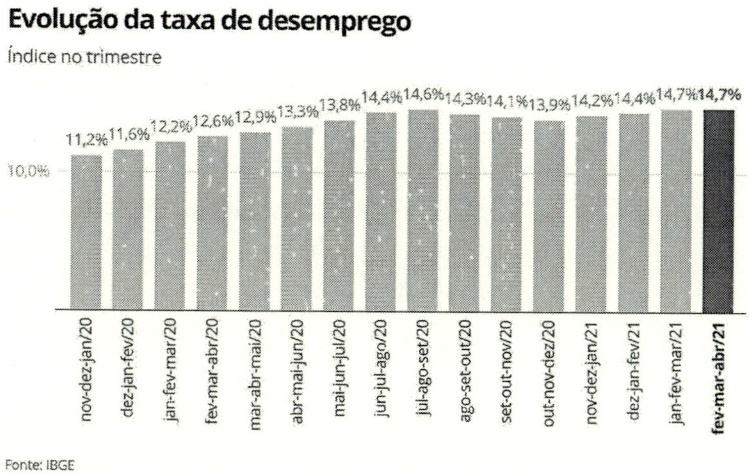

Tabela 03 - Tabela do Desemprego no Brasil

É preciso entender que as pessoas não passaram incólumes por tamanha catástrofe sanitária, econômica e social. Durante o período de sobrevivência, na pandemia, que corresponde ao período de isolamento social mais duro, o qual atingiu mais de 50% da população brasileira de 215 milhões de pessoas, a necessidade de sobreviver produziu muito mais comportamentos maníacos que melancólicos. Contudo, na medida em que o isolamento social foi se afrouxando, os transtornos mentais foram aparecendo, inclusive em surtos coletivos de depressão, ansiedade e pânico, mormente entre os jovens.

11.4 Pedidos de demissão em massa

A pandemia mudou radicalmente a forma como os americanos trabalham. Muitos transformaram casas em escritórios e alguns trabalhadores da linha de frente começaram a arriscar suas vidas por um salário. Ao mesmo tempo, o home office levou os trabalhadores a repensarem suas prioridades na vida.

Depois dos planos de demissão em massa durante o isolamento social da pandemia, vieram os movimentos de pedidos de demissão em massa, no qual este pesquisador se inscreveu. Um comportamento inesperado, ao final da pandemia, foi esse pedido de demissão em massa. Em 2021, os Estados Unidos viram quase 25 milhões de pessoas abandonarem seus empregos. Isso foi chamado de The Great Resignation ou "A Grande Renúncia", um fenômeno poucas vezes visto na história da maior economia do mundo.

Esse movimento se espalhou rapidamente pelos Estados Unidos. Em 2021, mais de 47 milhões de americanos deixaram seus empregos, de acordo com o Bureau of Labor Statistics - o maior número de demissões já registrado. Como as taxas de demissão continuam batendo recordes no início de 2022, com mais de 4,5 milhões de americanos se demitindo em março, muitos se perguntam se há uma mudança na maneira como os americanos veem o trabalho no que, desde então, é considerado por alguns como "A Grande Renúncia", conforme destacado acima (Miller; Yamada, 2022) Em 2022, essa tendência passou a ser observada no Brasil.

> O desemprego no Brasil diminuiu, mas segue alto. Após a taxa de 14,7% no 1.º trimestre ser a maior já registrada pela série histórica do IBGE, hoje ela está em 13,7%. Este cenário é bem parecido com o vivido pelos americanos há pouco mais de um ano. Em maio de 2020, o total de 14,7% de desempregados nos EUA foi o maior desde 1948.
>
> Em contrapartida, muita gente empregada cogita mudar de trabalho. Segundo a Prudential, 25% dos profissionais pretendem fazer essa mudança após a pandemia. E os números vão nessa direção. Em abril, 4 milhões de americanos pediram demissão, um recorde nos últimos 20 anos. Em 2021, os EUA já viram quase 25 milhões de pessoas abandonarem seus empregos, ou 15% da força de trabalho do país (Benvenutti, 2021).

Esse pedido de demissão em massa, gerado pela pandemia da covid-19 e pelo isolamento social, pegou todos os gestores de recursos humanos de surpresa pelo mundo. Muito foram levados a fazer aquela pergunta quase que esquecida na gaveta: "O que leva bons funcionários a pedirem demissão da empresa?"

Você executa um processo seletivo e, entre diversos candidatos, seleciona aquele que considera mais capacitado. É realizado, assim, todo um investimento com treinamento e integração, até que, sem mais nem menos, o funcionário pede demissão. "Já viu esse filme antes? Pois saiba que esse tem sido um problema recorrente, nas empresas, mas a boa notícia é que tem solução. Quer saber mais? Então, continue lendo este artigo e saiba por que bons funcionários pedem demissão da sua empresa e como isso se soluciona" (Luiz, 2021)

a) Excesso de carga de trabalho

O desemprego provocado pela pandemia e pelo isolamento social e a ameaça de desemprego que pairava no ar levaram muitas corporações a pagarem menos e a exigir mais dos seus funcionários, causando frustração e mesmo produzindo transtornos mentais em seus funcionários, como ocorreu no setor educacional superior particular do Brasil, entre 2020 e 2021.

b) Assédio moral

O assédio moral é mais subjetivo e, por isso mesmo, mais difícil de ser objetivado juridicamente. O Conselho Nacional de Justiça (CNJ) conceitua o Assédio Moral no trabalho da seguinte maneira:

> Entende-se por assédio moral toda conduta abusiva, a exemplo de gestos, palavras e atitudes que se repitam de forma sistemática, atingindo a dignidade ou integridade psíquica ou física de um trabalhador. Na maioria das vezes, há constantes ameaças ao emprego e o ambiente de trabalho é degradado. No entanto, o assédio moral não é sinônimo de humilhação e, para ser configurado, é necessário que se prove que a conduta desumana e antiética do empregador tenha sido realizada com frequência, de forma sistemática. Dessa forma, uma desavença esporádica no ambiente de trabalho não caracteriza assédio moral (CNJ, 2016).

c) Ausência de qualidade de vida

Como frisado no tópico anterior, a qualidade de vida tem sido muito valorizada, no mercado de trabalho atual, tanto quanto salários compatíveis. Um dos fatores que tem espantado o colaborador são horários inflexíveis, com muitas horas no escritório, sem tempo para lazer e família.

Ambientes tóxicos também são um dos grandes responsáveis por desligamentos nas empresas, já que a velha filosofia "manda quem pode, obedece quem tem juízo" tem, cada dia mais, feito menos sentido nas organizações.

d) Falta de agenda para realizar projetos e sonhos pessoais

Indubitavelmente, a maior das *commodities* de que se tem notícia é o tempo. À medida que o tempo passa, o homem adquire a consciência de que a vida tem prazo de validade e não há como resgatar o tempo perdido. Aqueles sonhos e projetos que continuam engavetados dormem com a sua insônia e acordam com o seu sono. A cada dia, dependendo da situação e do sujeito, a cobrança fica maior e não há o que fazer, a não ser atender à voz interior para mitigar a angústia gerada pela falta de realização de sonhos e projetos pessoais. Isso é objetivamente verbalizado por mulheres acima de 35 anos que desejam viver a experiência da maternidade.

e) Falta de feedback

Ninguém gosta de trabalhar às cegas; assim, muitos funcionários acabam pedindo as contas por não se sentirem no caminho certo e/ou por não se sentirem devidamente valorizados. A ausência de *feedback* em relação ao desempenho do funcionário pode resultar em desmotivação, algo de que qualquer colaborador foge hoje em dia frente ao desejo por um ambiente onde sinta que há suporte, ou seja, um ambiente colaborativo.

f) Falta de alinhamento entre a missão e os valores da empresa com as crenças do sujeito

Quando não há alinhamento entre missão, valores e objetivos da empresa com as crenças e valores do sujeito e com aquilo que o funcionário busca em uma corporação, o resultado será desalinhamento como o *fit* cultural. Esse fator deve ser monitorado logo no processo seletivo, pois contratações equivocadas podem resultar, muito provavelmente, em pedidos de demissão no futuro.

g) Falta de plano de carreira

O profissional precisa se sentir constantemente desafiado para manter o interesse em um cargo, isto é, a estagnação em uma função também é um dos fatores de pedidos de demissão nas empresas. Sem expectativas de crescimento em médio e longo prazo, após anos na mesma função, sem a valorização devida, é muito provável que esse profissional busque novos ares em outra empresa.

h) Ausência de benefícios e salário abaixo da média

Um salário abaixo da média, que não sofre nenhum reajuste ao longo da estadia do colaborador na empresa, é igualmente um estopim para o seu pedido de demissão. Além disso, não só de altos salários vive um funcionário, mas também de qualidade de vida – e é aí que entram os benefícios, como os já populares vale-transporte, vale-refeição e seguro de vida, ou os benefícios mais personalizados, tema que iremos aprofundar mais adiante.

11.5 Violência doméstica e feminicídio

Em 2020, no pico do isolamento social imposto pela pandemia de covid-19, tivemos um aumento substancial na violência doméstica. Exatamente nesse momento, o Ministério da Família e dos Direitos Humanos do Brasil alterou os dados para que não seja possível comparar com a violência doméstica em anos anteriores (Martelo, 2021). "De acordo com o Ministério, uma mudança na metodologia adotada em 2020 impede que os dados sejam comparados com anos anteriores" (Martelo, 2021).

> Em 2020, segundo o Ministério da Mulher, da Família e dos Direitos Humanos, foram registradas 105.821 denúncias de violência contra a mulher nas plataformas do Ligue 180 e do Disque 100. As denúncias podem ser anônimas. Os números, por semestre, constam no painel de dados sobre Direitos Humanos.
> Segundo o governo, de acordo com a Lei Maria da Penha, esse tipo de violência é caracterizado por ação ou omissão que causem morte, lesão, sofrimento físico, sexual ou psicológico da mulher. Ainda estão na lista danos morais ou patrimoniais a mulheres (Martelo, 2021).

Nesse período, houve um aumento significativo da aplicação da Lei Maria da Penha. A Lei Maria da Penha foi sancionada em 7 de agosto de 2006 pelo presidente Luís Inácio Lula da Silva. Com 46 artigos distribuídos em sete títulos, ela cria mecanismos para prevenir e coibir a violência doméstica e familiar contra a mulher, em conformidade com a Constituição Federal (art. 226, § 8°) e os tratados internacionais ratificados pelo Estado brasileiro (Convenção de Belém do Pará, Pacto de San José da Costa Rica, Declaração Americana dos Direitos e Deveres do Homem e Convenção sobre a Eliminação de Todas as Formas de Discriminação contra a Mulher).

Registra-se, contudo, que nem mesmo a aplicação maciça da Lei Maria da Penha coibiu o aumento do feminicídio, no Brasil, durante a pandemia. Pelo contrário, tivemos um aumento exponencial desse crime hediondo:

> Na primeira atualização de um relatório produzido a pedido do Banco Mundial, o Fórum Brasileiro de Segurança Pública (FBSP) destaca que os casos de feminicídio cresceram 22,2%, entre março e abril deste ano, em 12 estados do país, comparativamente ao ano passado. Intitulado Violência Doméstica durante a Pandemia de covid-19, o documento foi divulgado hoje (1°) e tem como referência dados coletados nos órgãos de segurança dos estados brasileiros (EBC, s.d.).

Ao longo da pandemia, houve um crescimento considerável da violência contra a mulher. A mulher que sofre violência doméstica do parceiro ou de filhos, durante o isolamento social, viveu basicamente num cárcere privado. Nesse contexto, ela não só dormia com o inimigo, mas convivia com ele 24 horas por dia. Isso provou um aumento significativo não só de separações e divórcios, como também de feminicídio:

> [...] desprezo que o autor do crime sente quanto à identidade de gênero da vítima. Nos meses de março e abril, o número de feminicídios subiu de 117 para 143. Segundo o relatório, o estado em que se observa o agravamento mais crítico é o Acre, onde o aumento foi de 300%. Na região, o total de casos passou de um para quatro ao longo do bimestre. Também tiveram destaque negativo o Maranhão, com variação de 6 para 16 vítimas (166,7%), e Mato Grosso, que iniciou o bimestre com seis vítimas e o encerrou com 15 (150%). Os números caíram em apenas três estados: Espírito Santo (-50%), Rio de Janeiro (-55,6%) e Minas Gerais (-22,7%) (EBC, s.d.). Na primeira atualização de um relatório produzido a pedido do Banco Mundial, o Fórum Brasileiro de Segurança Pública (FBSP) destaca que os casos de feminicídio cresceram 22,2%, entre março e abril deste ano, em 12 estados do país, comparativamente ao ano passado. Intitulado Violência Doméstica durante a pandemia de covid-19, o documento foi divulgado hoje (1º) e tem como referência dados coletados nos órgãos de segurança dos estados brasileiros (EBC, s.d.).

11.6 Divórcios

Não se pode dizer que foi o isolamento social que gerou a violência doméstica, mas é possível assegurar que a convivência diária, num ambiente marcado pelo confinamento, potencializou a prática da violência doméstica, especialmente contra as mulheres, que ficaram mais expostas. Em muitos casos, o isolamento social transformou-se em cárcere privado, o que sem dúvida contribuiu para o aumento significativo dos divórcios.

Em 2020, tivemos um aumento substancial do número de divórcios provocado pela pandemia da covid-19. No segundo semestre do ano passado, os cartórios brasileiros registraram recorde no número de divórcios, com 43,8 mil processos, segundo dados do Colégio Notarial do Brasil — Conselho Federal (CNB/CF). O número foi 15% maior em relação ao mesmo período de 2019:

> A informação é do Colégio Notarial do Brasil - Conselho Federal (CNB/CF). A entidade representa institucionalmente os tabeliães de notas brasileiros e reúne as 24 seccionais dos estados e os 8.580 cartórios de notas do país, onde é possível realizar separações, divórcios, inventários e partilhas desde 2007.
>
> O número registrado em 2021 significa aumento de 4% em relação a 2020, quando foram lavradas 77.509 escrituras de divórcios nos tabelionatos de notas, recorde anterior de dissoluções de casamentos pela via notarial, no Brasil.

11.7 Conclusão

O homem é socialmente determinado e historicamente constituído. Isso vale também para a saúde mental. Os transtornos mentais são consequência de uma função epigenética herdada pelo ser humano, além da influência que existe dentro das famílias, somada aos fatores ambientais e socioeconômicos.

Com a pandemia, a influência de fatores de estresse ambientais e socioeconômicos tornou-se muito mais significativa, principalmente nos grandes centros urbanos.

Na interação entre fatores epigenéticos, ambientais e socioeconômicos, com o peso pendendo para o crescimento dos fatores ambientais e socioeconômicos, a pandemia precipitou uma esperada epidemia de transtornos mentais.

12. Impactos da solidão na saúde mental

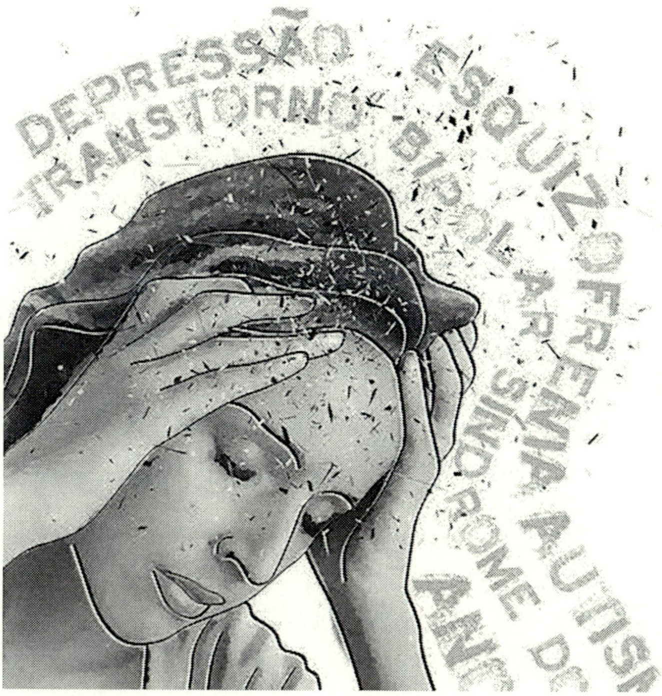

12.1 Introdução

Segundo dados do Instituto Brasileiro de Geografia e Estatística (IBGE), o Brasil possui mais de 6 milhões de domicílios com apenas um morador. Os números são do censo de 2010 e são proporcionais ao número de unidades domésticas de cada Estado. Nessa escala, em primeiro lugar vem o Rio de Janeiro: 15,6% dos domicílios têm apenas uma pessoa; em segundo, o Rio Grande do Sul: 15,2%; em terceiro, Mato Grosso do Sul: 13,2%; em quarto, Goiás: 13,2%; em quinto, Minas Gerais: 13%; em sexto, Bahia: 12,8%; em sétimo, Distrito Federal: 12,7%; em oitavo, Tocantins: 12,6%; em nono, Mato Grosso: 12,4%; em décimo lugar, São Paulo: 12,3%.

12.2 Solidão e saúde mental

A pergunta que não pode calar é: qual o impacto da solidão na saúde mental do solitário?

Pessoas que mantêm vínculos sociais satisfatórios são mais saudáveis. Esses vínculos sociais são encontrados nos casamentos, na família, nas relações de amizade, clubes, associações, nas ordens e até em comunidades religiosas. Ao mesmo tempo, pesquisas realizadas com meta-análises demonstram que a solidão é diretamente proporcional à hipertensão arterial, obesidade, uso de drogas, vida sedentária etc. (Cacioppo; Patrick, 2010, p. 112). Como resultados dessas investigações, podemos afirmar que a solidão pode influenciar a saúde humana.

a) A solidão afeta sensivelmente as funções executivas do sujeito, diminuindo ainda mais a sua vida social e as atividades físicas. "Talvez o declínio no comportamento saudável dos solitários possa ser explicado em parte pela mesma falha na função executiva, e, portanto, na autorregulação, que vimos em indivíduos induzidos a se sentirem rejeitados socialmente!" (Cacioppo, Patrick, 2010, p. 119).

b) A solidão potencializa a exposição ao estresse e aos acontecimentos da vida. Os adultos solitários parecem mais expostos aos fatores de estresse, com alterações no sistema de produção de cortisol. "Enquanto adultos socialmente satisfeitos reportam, em média, a existência de 4,8 estressores crônicos, adultos solitários reportam 6 – uma diferença de 25% que exerce um grande efeito no curso da vida." (Cacioppo, Patrick, 2010, p. 121).

> Amostras de saliva nos permitiram medir o aumento matinal de cortisol – o esteroide que, em resposta ao estresse, age sobre o metabolismo do corpo e a eficiência muscular para aumentar nossa habilidade de correr rápido, lutar bem ou lidar com ameaças físicas. O cortisol nos deixa mais alertas, e ajusta nossas respostas inflamatória e alérgica a preparar o corpo para lidar com dados potenciais.
>
> Nossos estudos mostraram que a solidão em um dia específico permitia prever um aumento de cortisol na manhã seguinte. Além disso ao tirarmos o sangue de adultos de meia idade e analisarmos os glóbulos brancos, descobrimos que de alguma maneira a soli-

> dão penetrava nos recessos mais profundos da célula para alterar a maneira como os genes estavam sendo expressos. A solidão permitia prever mudanças na transcrição do DNA que, uma após outra, provocam mudanças na sensibilidade da célula a circulação do cortisol, minando a habilidade de cortar a reação inflamatória (Cacioppo, Patrick, 2010, p. 126).

c) A solidão aumenta o sentimento de desamparo e insegurança e pode afetar sensivelmente o sistema imunológico do sujeito, diminuindo sua resistência a doenças, especialmente as doenças autoimunes (Cacioppo; Patrick, 2010, p. 122). "Descobrimos que a solidão está associada com níveis mais elevados de hormônios de estresse e adrenalina na urina da manhã das pessoas de meia idade. Outros estudos mostraram que a carga alostática de se sentir sozinho também afeta as funções imunológicas e cardiovasculares do corpo" (Cacioppo, Patrick, 2010, p. 124).

d) A solidão interfere no sistema cardiovascular. Nesse caso, a solidão pode precipitar o aumento da pressão sanguínea e danificar o sistema cardiovascular mais rapidamente do que ocorre com não solitários. O aumento do estresse, o sentimento de desamparo e insegurança, o aumento do nível de cortisol e a dificuldade de tomar decisão, aliada a uma vida sedentária, podem ser fatores preditores de cardiopatia em sujeitos solitários (Cacioppo, Patrick, 2010, p. 125).

e) A solidão afeta o sono de sujeitos solitários. O sono é uma necessidade básica essencial e um excelente preditor de saúde. Do sono depende o bom funcionamento do sistema endócrino e imunológico. Pode-se afirmar que a qualidade do sono, na maioria dos sujeitos, é diretamente proporcional à saúde.

> Uma consequência facilmente demonstrável de alienação e isolamento social sobre a resiliência e a recuperação ocorre no contexto de um comportamento restaurativo essencial: o sono. A privação do sono, sabemos, tem efeitos na regulação metabólica, neural e hormonal que imitam os efeitos do envelhecimento (Cacioppo, Patrick, 2010, p. 127).

12.3 Conclusão

A solidão acomete homens e mulheres, jovens e crianças, independentemente de sexo, cor, raça, nível socioeconômico e mesmo religião. O solitário poderá sentir-se em estado de profundo desamparo, mesmo ao lado de um cônjuge atencioso, de um amigo fiel, de um irmão amoroso, ou mesmo diante de uma comunidade dinâmica. Aquele que vivencia a experiência da solidão pode sentir dificuldade de se sentir participante. O relacionamento com o outro é percebido como distante. Os fatos acontecem em sua volta, no entanto, jamais chegam ao seu coração. A solidão entristece, fragiliza e desumaniza o ser humano.

13. Impacto do isolamento social na saúde mental

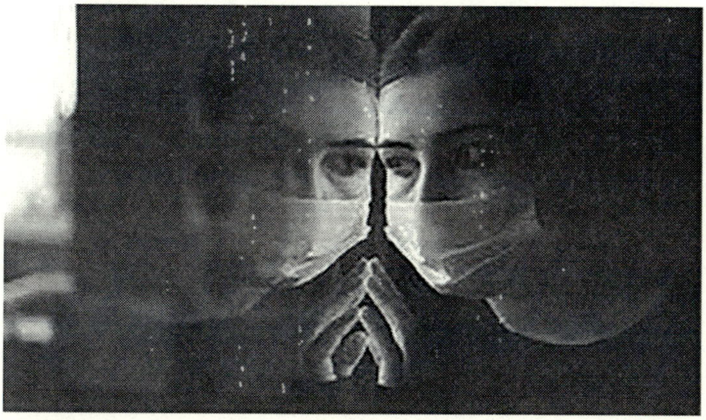

13.1 Introdução

A pandemia de covid-19 impôs a necessidade de um rigoroso isolamento social no Brasil, entre o dia 13 de março de 2020 até meados de 2021. De repente, todos foram obrigados ao confinamento. Do ponto de vista psicológico, esse confinamento obrigatório corresponde a uma ruptura com todos os traços característicos de um trauma coletivo semelhante a uma guerra, um genocídio com milhões de pessoas mortas, e sobreviventes com suas vidas em ameaça cotidiana. Foi assim durante toda a pandemia. Esse trauma coletivo produz sintomas semelhantes àqueles produzidos em pacientes com TEPT ou PTSD (da sigla em inglês) – Transtorno de Estresse Pós-Traumático.

13.2 Impactos do isolamento social na saúde mental

O próprio medo da covid-19 já era suficiente para produzir alterações de humor ao longo da pandemia, mas é bom registrar que muitos outros componentes da pandemia podem resultar em desequilíbrio psicológico. Quando adicionamos à pandemia o isolamento social, o equilíbrio do sujeito pode ficar afetado a ponto de gerar transtornos mentais. As causas do isolamento social e como elas influenciam a saúde mental e o bem-estar podem ser refletidas da seguinte forma:

> Em meio à crise, cada indivíduo reage e sente a situação de forma diferenciada. "O isolamento social é uma experiência desagradável, pois é preciso separar-se de pessoas queridas, abrir mão da liberdade e sofrer com a incerteza sobre a doença", ressalta Antonio. Por esse motivo, muitas pessoas se sentem confusas, amedrontadas, desorientadas, ansiosas, anestesiadas ou tentam manter distanciamento emocional, isolando-se. As reações podem ser leves e passageiras, mas também extremas, impactando de forma negativa a saúde social e mental.
>
> Qualquer pessoa está mais vulnerável a reações psicológicas durante a pandemia, o que não deve de forma alguma ser escondido ou interpretado com vergonha. Os impactos no comportamento podem ser sintomas físicos, como tremores, agitação, dores de cabeça, cansaço e palpitação. Também é comum vivenciar momentos de tristeza, solidão, incapacidade, medo, frustração e ter episódios de choro fácil, alterações no sono e se sentir desorientado (s.a., 2020).

Além do isolamento social, outros gatilhos podem ter contribuído para a emergência de transtornos mentais, dentre os quais, destacamos:

1. Maior duração da quarentena;
2. Separação dos entes queridos;
3. Medo da infecção por coronavírus;
4. Incerteza sobre o estado da doença;
5. Frustração;
6. Tédio;
7. Suprimentos inadequados (gerais e médicos);
8. Informações inadequadas;
9. Perda financeira;
10. Estigma associado a ser covid-positivo (s.a., 2022).

A partir dos dados da Organização Mundial de Saúde, dos relatos colhidos e da observação deste autor durante o isolamento social no Brasil, é possível afirmar que, nesse período, houve um aumento significativo da prevalência dos transtornos mentais e outras disfunções psicológicas, tais como: depressão e ansiedade, emoções negativas, sofrimento mental, suicídio, síndrome de pânico, desamparo, violência doméstica, divórcios, demissão em massa etc (s.a., 2022).

> A pandemia de covid-19 também teve impacto nesse processo. Com a exigência de distanciamento social, as pessoas precisaram mudar toda a rotina e estilo de vida de uma hora para a outra. Além disso, o medo da infecção pelo vírus e a perda de entes queridos também afetou diretamente a saúde mental da população.
> Isso levou a um aumento dos problemas de saúde mental nas organizações. Uma pesquisa indicou aumento de 90% dos casos de depressão na população e 70% nos casos de crises agudas de ansiedade. Além disso, 37% das empresas brasileiras apontaram que perceberam um aumento das doenças psiquiátricas entre os seus colaboradores.
> Dessa forma, a preocupação das empresas precisa ir além dos cuidados para evitar infecções por covid-19. É necessário cuidar também da saúde mental dos colaboradores, inclusive nesse momento de reabertura e redução de casos da doença (Alvim, s.d).

Dados colhidos por José Tadeu Arantes, da Agência FAPESP, dão conta de que, durante o isolamento social da pandemia, houve aumento da prevalência de transtornos mentais e drogadição:

> Os números atestam esse cenário desfavorável: 34% dos fumantes aumentaram o número de cigarros consumidos por dia e 17,6% das pessoas aumentaram o consumo de álcool. E, enquanto o percentual dos que realizavam atividades físicas semanais caiu de 30,4% para 12,6%, houve um aumento médio diário de 1 hora e 45 minutos de consumo de TV e 1 hora e 30 minutos de consumo de computador e tablet durante a pandemia.
> E tais indicadores correlacionam-se com sentimentos associados ao quadro depressivo. "Das pessoas entrevistadas, 40,4% disseram ter sentimentos de tristeza ou depressão, e 52,6% afirmaram experimentar sentimentos de nervosismo ou ansiedade, muitas vezes ou sempre. O maior impacto na saúde mental ocorreu nos adultos jovens, nas mulheres e nas pessoas com antecedente de depressão", informa Barros" (Barros, 2020).
> Outro estudo incluiu 1210 entrevistados de 194 cidades da China. No total, 53,8% dos entrevistados classificaram o impacto psicológico do surto como moderado ou grave; 16,5% relataram

> sintomas depressivos moderados a graves; 28,8% relataram sintomas de ansiedade moderados a graves; e 8,1% relataram níveis de estresse moderado a grave (INCB, s.d.).

As pessoas nascem, vivem e morrem no contexto das relações humanas. Nesse âmbito, a comunidade de pertencimento pode funcionar como uma rede de proteção e solidariedade. O isolamento social pode fragilizar a rede de apoio em que a pessoa está inserida e se sente segura, como clubes, igrejas, rodas de amigos, comunidades etc. A fragilização da rede de apoio e solidariedade facilita a emergência dos transtornos mentais, os quais, inclusive, parecem mais intensos pela falta de contenção e modulação emocional.

13.3 O trauma coletivo da covid-19

O trauma pode causar severos distúrbios nos processos de integração cognitiva, sensorial e emocional. Quanto maior a intensidade e a duração do trauma, maiores podem ser suas consequências sobre a resposta ao estresse. Essas alterações na bioquímica, nas sinapses e nas redes neuronais apresentam um reflexo direto no sistema nervoso simpático. Tal alteração modifica significativamente a resposta do sujeito à ansiedade.

Louis Cozolino (2010) afirma que o trauma pode desencadear um desequilíbrio nos mediadores químicos do cérebro. Há um aumento da produção de catecolaminas (por exemplo, epinefrina e norepinefrina), o qual resulta no aumento da atividade do sistema nervoso simpático. Há, muitas vezes, uma diminuição dos níveis de serotonina e corticosteroides – o efeito mais pronunciado, provavelmente, consiste na diminuição da capacidade para modular a catecolamina –, desencadeada pela resposta de luta ou fuga. O resultado é a dificuldade para o sujeito modular suas reações emocionais provocadas pela ansiedade diante de uma ameaça real ou psicológica. Nesse caso, o sujeito pode tanto ter um ataque de fúria, por exemplo, quanto pode permanecer paralisado perante a situação traumática (Cozolino, 2010, p. 264).

Ademais, há aumento dos níveis de opioides endógenos, o que pode resultar em analgesia, dor, embotamento emocional e diminuição da memória. É importante perceber que a exposição crônica ao estresse traumático afeta a produção e a receptação desses mediadores químicos. Em outras palavras, o trauma pode alterar substancialmente o modo como o sujeito lida com a realidade e com o estresse em seu cotidiano. A exposição prolongada ao trauma, dependendo de sua intensidade, pode causar um desequilíbrio na bioquímica do cérebro responsável pela homeostasia do sistema nervoso central, de sorte a produzir distúrbios comportamentais e alterações psicológicas (Cozolino, 2010, p. 265).

Um exemplo específico desse efeito neurobiológico do trauma pode ser visto na atividade do sistema límbico, isto é, a parte do sistema nervoso central que orienta a emoção, a memória e o comportamento necessário para ativar o sistema de autopreservação. O trauma pode causar anormalidades nesse sistema, na amígdala e no hipocampo. Com efeito, é a amígdala que prepara o corpo para a ação e, em função do trauma, pode permanecer permanentemente em estado de alerta. A hipervigilância resultante do trauma pode levar o sujeito imediatamente do estímulo para uma resposta de excitação, sem ser capaz de fazer a avaliação necessária e precisa para a modulação das emoções. A modulação das emoções é a base para a tomada de atitudes em nível emocional, envolvendo raiva, ódio, compaixão etc. (Cozolino, 2010).

Por sua vez, o eixo HPA – hipotálamo, pituitária e adrenal – pode sofrer alterações significativas com a experiência traumática, criando um estado permanente de vigília e estresse para o sujeito. Esses comportamentos têm sido verificados em pacientes com TEPT ou PTSD (da sigla em inglês) – Transtorno de Estresse Pós-Traumático. Pessoas que sofrem de PTSD podem experimentar uma desativação do córtex pré-frontal (responsável pela função executiva). Essas alterações são capazes de influir não só na tomada de atidudes quanto na execução das atitudes tomadas. O estresse pode paralisar o sujeito diante de realidade estressante (Cozolino, 2010).

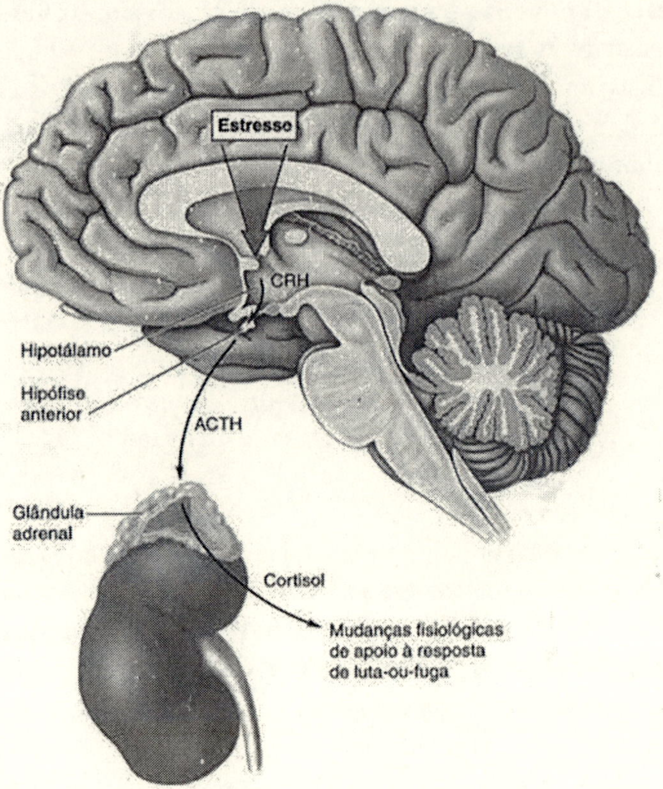

Figura 03 – Eixo HPA
Fonte: Sanamed

O trauma pode diminuir a atividade na área de broca do cérebro, que está relacionada à linguagem. Ao mesmo tempo, não há aumento de atividade no sistema límbico. Quando o trauma é revivido, o sujeito pode apresentar grande dificuldade em verbalizar as experiências traumáticas. Especialmente quando o trauma ocorre na fase pré-verbal e sua intensidadade é muito grande, pode acarretar a impossibildiade de o sujeito representar a dor. Nesse caso, o trauma é revivido como um terror sem palavras (Cozolino, 2010).

Cozolino (2010) observa que alguns distúrbios da memória são predominantes em pacientes com transtorno de estresse pós-traumático (PTSD) e fazem parte dos critérios diagnósticos, os quais incluem memórias intrusivas do evento traumático e a incapacidade de recordar aspectos importantes do trauma. Ademais, os pacientes com PTSD, não raro, queixam-se de problemas de memória no cotidiano, embora esses problemas não sejam incluídos no critério de diagnóstico (Cozolino, 2010). Às vezes, a perda da memória é tão acentuada que a observação clínica pode confundi-la com o mal de Alzheimer.

Nas páginas a seguir, você verá a descrição dos principais transtornos relacionados ao TEPT que acometeram milhões de pessoas durante o isolamento social na pandemia de covid-19.

> Muito se tem discutido sobre o impacto de tal medida em outras dimensões sociais, como na economia. Contudo, é necessário considerar também a dimensão da saúde mental das pessoas nesse novo contexto, uma vez que a medida do distanciamento e do isolamento social afeta aspectos e comportamentos com os quais estávamos acostumados.
> O Brasil é um país onde as interações interpessoais cotidianas são mediadas pelo toque: apertos de mãos, abraços e beijos são comuns e socialmente aceitos pelas pessoas.
> Nesse sentido, um cenário onde a distância e o isolamento precisam ser adotados pode ter consequências negativas para saúde mental dos indivíduos. Esse impacto pode ser agravado, ainda, pelas incertezas socioeconômicas que se intensificam em um momento de crise humanitária (Cruz, 2021).

13.4 *Síndrome do Workaholic*

O *home-office* obrigatório em tempos de pandemia rompeu com os limites de tempo e espaço naturais nas relações de trabalho do empregado com a sua empresa. Agora, o empregado está ao alcance do *iPhone* do chefe, em todos os momentos e em todos os lugares.

O escritório invadiu literalmente o quarto de dormir, até porque a maioria dos jovens funcionários moram em estúdios. Não se tem mais os limites de espaço para o lazer e, às vezes, nem mesmo aquele tempo precioso para as relações familiares mais íntimas. O tempo do lazer se confunde com o tempo do trabalho, o qual invade o tempo de dormir. Com isso, o estresse pode tomar conta e assumir proporções inimagináveis.

Nesse ambiente, não há demarcações definidas sobre onde termina o público, que representa a empresa, e onde começa a vida privada, correspondente à casa e ao lar. O sujeito mergulha naturalmente num trabalho infinito e pode facilmente transformar-se paulatinamente num *workaholic*.

Quem primeiro abordou o fenômeno *workaholic* como tema de estudo foi o psicólogo americano Wayne Oates, em 1968, em artigo intitulado "On being a 'workaholic'", onde relata sua própria experiência como *workaholic*, ou seja, viciado em trabalho. O autor se compara a um alcoólatra, afirmando ser também um viciado, porém, em trabalho. Mais tarde, em 1971, Oates definiu o *workaholism* como vício, compulsão ou necessidade incontrolável de trabalhar incessantemente.

A Síndrome do *Workaholic* caracteriza uma pessoa viciada – que tem obsessão pelo trabalho ou que trabalha compulsivamente. *Workaholic* é a pessoa que dá prioridade ao trabalho acima de todas as outras coisas, pessoas e compromissos. Ela é motivada pela ânsia de conquistas profissionais.

A seguir, relacionamos alguns indícios de comportamento típico de um indivíduo *workaholic* (Goldberg, 1980):

1. Disposição. Possui uma visão ampla daquilo que o seu trabalho envolve e trabalha o tempo que for possível para cumprir suas metas e objetivos; concentra toda a sua vitalidade no trabalho.
2. Tempo. Usa listas e outras ferramentas, como aplicativos, para aproveitar ao máximo o tempo da melhor forma, no trabalho. Não para nunca, sob a falsa compreensão de que é preciso *remir o tempo*, porém não sabe fazer isso em beneficio próprio. Despende todo seu tempo com questões operacionais e/ou institucionais.
3. Expediente. Cumpre expedientes longos e não se importa de trabalhar constantemente nesse ritmo. Trabalha "[...] a tempo e fora de tempo" (2 Timóteo 4). Geralmente, deixa amigos e familiares esperando para se dedicar cada vez mais ao trabalho.
4. Descanso. Tem hábitos de sono muito superficiais. Possivelmente, sofre de insônia. Quando dorme, sente que dormiu, mas não relaxou – continuou ligado. Dorme pouco e não sente falta do descanso durante o dia. Sente apenas cansaço e sonolência. Acredita que dormir oito horas por dia seja um desperdício, pois passará um terço de sua vida sem trabalhar se dormir adequadamente.
5. Alimentação. Não completa o horário de almoço ou faz as refeições na estação de trabalho, sem interromper as atividades. Geralmente,

almoça com o *smartphone* ligado, lendo e respondendo mensagens e *e-mails*. Como o cérebro não registra que comeu, posto que estava trabalhando, costuma comer mais do que o normal, fora das refeições – o que pode levar a sobrepeso corporal.

6. Lazer. Não consegue aproveitar tempos de ócio e lazer. Precisa estar constantemente envolvido em alguma tarefa ou atividade. Quando sai de férias, leva consigo tarefas e atividades para cumprir ou permanece ligado ao trabalho pelo celular, "resolvendo problemas".
7. Mudança de atitude. "Mudança" é palavra proibida para um *workaholic*, que morre de medo de mudar a rotina e, mormente, ficar sem trabalhar. Apega-se a ela como tábua de salvação. Torna-se escravo da rotina de maneira inflexível. Quer arrastar todos consigo, inclusive os familiares, para essa sua rotina.
8. Família. As prioridades são invertidas. A família vem depois do trabalho. Não sabe separar o tempo exclusivo para o convívio familiar. Vive envolvido com telemóveis e outros dispositivos eletrônicos, durante as refeições com familiares, inclusive. Para "aproveitar o tempo", leva a família em viagens de negócios e lá continua trabalhando.
9. Excelência. É movido pelo desejo de ser o melhor em tudo o que faz. Geralmente, carece de aceitação e sofre com complexo de inferioridade e profunda carência afetiva. Tem baixa autoestima e baixo autoconceito. Busca compensar a inferioridade que sente com o sucesso eventualmente alcançado no trabalho. Pode ter dificuldade em dividir o crédito de suas ações com outras pessoas e não sabe ficar em segundo lugar. Tem que ser o primeiro em tudo no trabalho.
10. Local e tempo de trabalho. Tem a incrível habilidade de trabalhar em qualquer tempo e lugar: nas férias, no hospital, dentro do carro. É capaz de trabalhar até no banheiro, privando seu corpo da reserva requerida para as necessidades básicas. Onde quer que seja possível, está trabalhando.

A Síndrome de *Workaholic* leva o sujeito, invariavelmente, a desenvolver a Síndrome de *Burnout*, a qual se caracteriza por um estado de exaustão espiritual, física, emocional e/ou mental, desencadeado pelo acúmulo de estresse de/no trabalho. Por esse motivo, é muito comum em profissionais que têm de lidar com pressão constante por metas e resultados e enfrentam cobranças do público e responsabilidades constantes, como professores, pastores, padres, médicos e enfermeiros, por exemplo.

13.5 Síndrome de Burnout

O esgotamento profissional, conhecido como "Síndrome de *Burnout*", foi incluído na Classificação Internacional de Doenças da Organização Mundial da Saúde (OMS). Essa lista, elaborada pela OMS, é baseada nas conclusões de especialistas de todo o mundo e utilizada para estabelecer tendências e estatísticas de saúde. A nova versão da classificação entrou em vigor em 2022 (Boyadjian, 2019).

O Ministério da Saúde descreve a Síndrome de *Burnout* ou Síndrome do Esgotamento Profissional como um distúrbio emocional com sintomas de exaustão extrema, estresse e esgotamento físico resultante de situações de trabalho desgastante, os quais demandam muita competitividade ou responsabilidade. Durante a pandemia, essa síndrome pôde estar mais próxima do que imaginamos.

Em tempos de trabalho *home office*, a cobrança por produtividade na pandemia pôde levar à Síndrome de *Burnout*, após um longo e intenso período de estresse devido ao excesso de trabalho. A principal causa da doença é justamente o *excesso de trabalho.* Essa síndrome é comum em profissionais que atuam diariamente sob pressão e com responsabilidades constantes, como médicos, enfermeiros, professores, policiais, jornalistas, dentre outros. Traduzindo do inglês, *burn* quer dizer "queima" e *out*, exterior.

A Classificação Estatística Internacional de Doenças e Problemas Relacionados à Saúde (CID-11) ficou pronta em 2019, após aprovação na 72ª Assembleia Mundial da OMS. Porém, os estados membros a aprovaram para que entre em vigor apenas no dia 1º de janeiro de 2022.

A Classificação estabelece uma linguagem comum que facilita o intercâmbio de informações entre os profissionais da área da saúde ao redor do planeta. O "burnout", que foi incluído no capítulo de "problemas associados" ao emprego ou ao desemprego, recebeu o código QD85.

Definição

O problema foi descrito como "[...] uma síndrome resultante de um estresse crônico no trabalho que não foi administrado com êxito" e que se caracteriza por três elementos: "sensação de esgotamento, cinismo ou sentimentos negativos relacionados a seu trabalho e eficácia profissional reduzida".

A Síndrome de *Burnout* também pode acontecer quando o profissional planeja ou é pautado para objetivos de trabalho muito difíceis, situações nas quais a pessoa possa achar, por algum motivo, não ter capacidade suficiente para cumprir. Essa síndrome pode resultar em estado de depressão profunda e, por isso, é essencial procurar apoio profissional no surgimento dos primeiros sintomas. Alguns dos sinais e sintomas que ajudam a identificar a Síndrome de *Burnout* incluem:

1. Sensação constante de negatividade, pessimismo exagerado e carregado da impressão de que nada vai dar certo na vida;
2. Cansaço físico e mental constante e excessivo, fraqueza, sem possibilidade de relaxar, mesmo quando dorme;
3. Falta de vontade para fazer atividades sociais ou estar com outras pessoas, em busca de isolamento social;
4. Dificuldade para se concentrar no trabalho ou nas tarefas diárias – não consegue assistir a um filme até o fim, por exemplo;
5. Falta de energia para manter hábitos saudáveis, como ir à academia ou ter um sono regular;
6. Sentimento de não estar fazendo o suficiente dentro e fora do trabalho;
7. Dificuldade para gostar das coisas de que antes gostava, como por exemplo ler um livro do início ao fim, pela falta de concentração;
8. Dificuldade para dizer não – às vezes, tanta, que o sujeito aceita dois compromissos para o mesmo horário. Sempre coloca o desejo e a necessidade dos outros à frente das suas;
9. Alterações repentinas de humor, ciclotimia, com muitos períodos de irritação. Isolamento de pessoas significativas, como amigos e familiares;
10. Depressão;
11. Ansiedade generalizada;
12. Pânico;

13. Insônia – às vezes, dorme apenas uma hora e acorda como se tivesse dormido a noite inteira, totalmente ligado. O cérebro está, nessas condições, perdendo o controle sobre a produção da adrenalina;
14. Irritação – o sujeito se irrita com qualquer coisa. O toque do telefone ou do celular é suficiente para uma explosão emocional. Perde facilmente o controle sobre as próprias emoções.

Outros sinais frequentes da Síndrome de *Burnout* incluem demorar muito tempo para realizar as tarefas profissionais, assim como frequentemente faltar ou chegar ao trabalho. Além disso, quando tira férias, é comum o indivíduo não sentir prazer durante esse período, voltando para o trabalho com a sensação de ainda estar cansado.

Embora os sintomas mais comuns sejam psicológicos, pessoas acometidas pela Síndrome de *Burnout* também podem sofrer frequentemente com dor de cabeça, enxaqueca, palpitação, tontura, problemas de sono, dores musculares, alergia constante e até resfriados, por exemplo. Inflamações e infecções são recorrentes.

A Síndrome de *Burnout* pode levar ao desenvolvimento de doenças autoimunes e até à morte, em casos crônicos e graves (World Health Organization, 1998). Ademais, pode ser um prenúncio de sofrimento mental e psíquico.

13.6 Síndrome de Estresse Pós-Traumático (TEPT)

Durante a pandemia, no período compreendido pelo isolamento social, houve um aumento significativo dos transtornos de humor, com prevalência para o negativismo e as emoções negativas: depressão, ansiedade e pânico, sintomas naturais do TEPT. Na verdade, ao longo da pandemia, estavam presentes os principais gatilhos do TEPT.

Assim como a solidão, o isolamento social parece romper com os elementos preditores de positividade, como a fé, a esperança e o amor. Só resta ao sujeito isolado mergulhar em estados crepusculares de sofrimento e angústia:

> Outros fatores observados como antecessores de maior sofrimento mental foram a duração do período de isolamento social por mais de dez dias, medo de ser infectado ou infectar outras pessoas,

> frustração, tédio, falta de suprimentos e informações inadequadas sobre a doença (Brooks *et al.*, 2020). Alguns desses indicadores foram atrelados a um maior número de sintomas de Transtorno de Estresse Pós-Traumático (TEPT), transtornos de ansiedade e afetos negativos após o final do isolamento social. Desta forma, as perdas financeiras e os estigmas, bem como outras condições adversas ocasionadas pelo isolamento social, foram identificadas como fatores de risco quanto ao desenvolvimento de transtornos mentais e de afetos negativos prolongados (Magalhães, 2021).

Conforme já frisado, a pandemia pode ser classificada como um trauma coletivo semelhante a uma guerra ou a um genocídio. Os resultados sobre a saúde mental da população são os mesmos. Quando a pandemia vem acompanhada de isolamento social, esse trauma pode ser potencializado, gerando, dentre outros transtornos mentais, a Síndrome de Estresse Pós-Traumático (TEPT), assim concretizada:

> A.Exposição ou ameaça real de morte, lesão grave ou violência sexual em uma ou mais das seguintes maneiras:

1. Experimentando diretamente o evento traumático;
2. Testemunhando pessoalmente o evento traumático de outras pessoas;
3. Tomando ciência de que o evento traumático ocorreu a um familiar próximo ou amigo íntimo;
4. Experimentando exposição repetida ou extremamente detalhada de eventos traumáticos (por exemplo: profissionais que coletam restos humanos de acidentes ou crimes ou policiais repetidamente expostos a detalhes de abuso infantil).

O isolamento social na pandemia também foi responsável pelo aumento do sofrimento mental ou psicológico. Indicadores sobre o demonstrador histórico de transtorno psiquiátrico prévio e o ser profissional de saúde, por exemplo, anteviram emoções negativas duradouras.

O Transtorno do Estresse Pós-Traumático (TEPT) (Pinheiro, 2025) é uma grave doença, de origem psiquiátrica, caracterizada por um conjunto de sintomas físicos e emocionais que habitualmente surgem após a exposição a um evento traumático.

Entre as situações traumáticas que costumam desencadear a doença, violência sexual e tragédias familiares são as causas mais comuns. Violência urbana, guerra, acidentes e *bullying* na infância são também gatilhos possíveis.

A pessoa com estresse pós-traumático costuma ter pesadelos, *flashbacks* de eventos traumáticos passados, medo de qualquer situação que possa lembrá-lo do trauma, afastamento do convívio social, alterações do humor e distúrbios do sono. Os sintomas do TEPT são tão intensos que frequentemente provocam disfunção nas relações sociais, familiares e profissionais. E mais (Pinheiro, 2025):

> B. Presença de um ou mais dos seguintes sintomas de intrusão (lembranças indesejadas) associados ao evento traumático em uma ou mais das seguintes formas:

1. Recordação angustiante do evento traumático, que surge de forma recorrente, involuntária e intrusiva;
2. Pesadelos recorrentes, nos quais o conteúdo do sonho está relacionado ao evento traumático (nas crianças, os pesadelos podem não ter conteúdo reconhecível);
3. Reações dissociativas, tipo *flashbacks*, nos quais o indivíduo se desliga do mundo e reage como se o evento traumático estivesse novamente acontecendo (nas crianças, os *flashbacks* podem surgir em forma de brincadeiras);
4. Sinais de angústia marcada após exposição a fatos que simbolizam ou se assemelham ao evento traumático.

> C. Fuga constante de estímulos que possam estar associados ao evento traumático, em pelo menos uma das seguintes maneiras:

1. Esforços constantes para evitar lembranças, pensamentos ou sentimentos angustiantes associados ao evento traumático;
2. Esforços constantes para evitar o contato com elementos externos que despertem lembranças, pensamentos ou sentimentos angustiantes sobre evento traumático, tais como pessoas, lugares, conversas, atividades ou objetos.

D. Alterações negativas da cognição e do humor associadas ao evento traumático, evidenciadas por dois ou mais dos seguintes aspectos:

1. Incapacidade de se lembrar de detalhes importantes do evento traumático, geralmente devido à amnésia dissociativa;
2. Exageradas crenças ou expectativas negativas sobre si mesmo ou outros, como, por exemplo: "Eu sou uma pessoa má", "Ninguém é confiável", "O mundo é muito perigoso" ou "Meu sistema nervoso inteiro está permanentemente arruinado";
3. Percepção distorcida sobre as causas ou consequências do evento traumático, a qual leva o indivíduo a culpar a si próprio ou outros pelo ocorrido;
4. Persistente estado emocional negativo (medo, terror, raiva, culpa ou vergonha);
5. Redução marcante do interesse ou da participação em atividades que antes eram comuns;
6. Sentimentos de desapego ou distanciamento de amigos ou familiares;
7. Incapacidade de experimentar emoções positivas (felicidade, satisfação, carinho ou sentimentos amorosos).

E. Exagerada excitação ou reação associadas ao evento traumático, realçadas por dois ou mais dos seguintes elementos:

1. Irritação frequente ou explosões de raiva, sem motivo justificável, normalmente expressa como agressão verbal ou física em relação a pessoas ou objetos;
2. Comportamento imprudente ou autodestrutivo;
3. Hipervigilância;
4. Persistente estado de alarme;
5. Problemas com a concentração;
6. Perturbação do sono;

F. Os sinais e sintomas descritos nos critérios B, C, D e E apresentam duração superior a um mês.

G. Os sintomas causam comprometimento significativo nas áreas sociais, profissionais ou familiares.

H. O quadro clínico não pode ser atribuído a outras doenças ou ao uso de substâncias químicas, tais como drogas, álcool ou medicamentos.

13.7 Depressão

Durante o período letivo, compreendido por um ano e meio de isolamento social, este pesquisador observou que, das seis turmas de graduação em Psicologia, uma amostra de 65 alunos demonstrou grandes variações de humor, com a prevalência da melancolia e da ansiedade.

> A Organização Mundial da Saúde registra aumento de 25% em casos de depressão e ansiedade. Covid-19 e medidas para conter avanço da doença impulsionaram doenças mentais. A Organização Mundial da Saúde (OMS) pediu a todas as nações mais investimentos em saúde mental, após a pandemia de covid-19 gerar um aumento acentuado de problemas associados a esse tema em todo o mundo (s.a., 2022).

13.7.1 Emoções e sentimentos da depressão (Gomes, 2010)

Depressão e tristeza

Durante o isolamento social, em função do *home office* e do ensino transportado para o campo virtual sem nenhuma das adaptações necessárias, o estresse foi potencializado. O estresse produzido pelo isolamento social pode ser um dos gatilhos das crises de ansiedade e depressão.

Os limites entre depressão e tristeza ainda não são muito claros. A tristeza é uma reação natural e saudável do cérebro em situações de estresse: perda de um ente querido, perda do emprego, perda do amor, doença, frustração etc. A tristeza geralmente tem uma causa determinada. O sujeito tem consciência da razão de sua tristeza, sabe exatamente qual é a causa da sua dor. Removendo-se a causa, a tristeza vai embora. A depressão também gera tristeza, mas a tristeza do deprimido, por outro lado, manifesta-se difusa, não tem uma causa certa. É de longa duração, geralmente passa dos seis meses e as crises evoluem, às vezes, para anos; sem tratamento, duram muito tempo (Bowlby, 1985).

A tristeza se caracteriza como um dos principais sintomas da depressão, mas tristeza não é depressão. Quando alguém passa por uma situação de perda, é natural que se sinta triste, chore ou se lamente. É normal a pessoa mergulhar numa tristeza profunda por alguma dor, perda ou luto. Esse comportamento é uma reação natural do organismo. Atualmente, entretanto, quando alguém procura um médico e se queixa de tristeza, é imediatamente medicado.

A tristeza é tratada, indiscriminadamente, com o uso dos benzodiazepínicos. Tais fármacos foram descobertos em 1954 e desenvolvidos em larga escala a partir da descoberta do clordiazepóxido, pelo químico Leo Henryk Sternback, polonês de origem judaica nascido na Croácia. Desde então, criou-se uma família de benzodiazepínicos.

Tristeza é uma situação de estresse, um estresse intenso e profundo. A tristeza pode acontecer por uma perda, uma dor, um trauma, uma doença. Não raro, pelo envelhecimento, pelas circunstâncias da vida. A tristeza é uma dor e tem uma causa determinada. A pessoa sabe exatamente quando, como e por que ficou triste, como, por exemplo, na tristeza do luto. Ocorre que, se a tristeza não se reverte no período de seis meses a um ano, tempo natural de assimilação de um luto, ela pode se transformar em depressão.

O deprimido sente uma tristeza infinita, uma espécie de banzo. Não sabe por que está triste e não tem controle sobre a própria tristeza: está triste e pronto. Ter uma boa razão para a tristeza é bom; se não se tiver motivo, melhor. O deprimido é um balde despejado de tristeza.

O depressivo chora. Chora profundamente. Soluça. Chora com motivo ou sem motivo. O choro é acompanhado de uma dor profunda que nasce no fundo da alma. Dor que dilacera o coração, que derrama a vida como num punhado de nada. O sorriso desaparece no rosto do deprimido. A face do deprimido é uma máscara de dor e sofrimento. Ou, ainda, uma inexpressiva, neutra, sem sentimento (Solomon, 2002).

Depressão e angústia

Depressão não é angústia. A angústia, todavia, é um sintoma clássico da depressão. Não existem definições precisas para a angústia. Ela é a dor de se estar vivo. Muitas vezes e em particular sob determinadas circunstâncias, perceber que se está vivo e todas as implicações de existir, de ser, perceber a dor de estar no mundo como uma pessoa é uma consciência que dói muito (Malta, 2014, p. 165). A angústia pode ser criativa. Quando não paralisa e encontra sentido, a angústia pode se transmutar num motor para a realização do ser e dos mais diversos projetos pessoais. A angústia pode gerar arte, música, literatura, espiritualidade, produção etc.

> A angústia possibilita a movimentação do Ser em busca de um sentido, não estamos nos referindo à angústia paralisante presente em muitos quadros clínicos de depressão, e sim à angústia provocativa, a que incomoda o Ser. A que faz o Ser se dirigir ao seu modo mais autêntico de existir. A sensação de vazio impulsiona a procura por significações. Para despertar essa peregrinação é necessária a angústia, mas para senti-la não é necessário se enveredar pelos caminhos de busca de sentido (Malta, 2014, p. 179).

Dâmaris Cristina de Araújo Malta escreveu um texto profundo a respeito:

> Para entender melhor o fenômeno da angústia, Kierkegaard divide-o didaticamente em: Angústia Objetiva e Angústia Subjetiva. A primeira se refere ao estado em que o Primeiro Homem se encontrava antes da queda, em estado ignorante ou inocente, no qual Adão desejava por algo que lhe faltava e que não será repetido por nenhum ser humano, pois este já nasceria sentindo a possibilidade do pecado e a presença da angústia, apesar de na maioria das vezes passar a vida inteira sem os compreender, não conseguindo entender o sentimento de falta. Para o autor, "a angústia tal como era em Adão jamais reaparecerá, porque Adão introduziu a pecabilidade no mundo" (Kierkegaard, 1844, p. 92) e cada pessoa experimenta a angústia de forma única e irrepetível (Malta, 2014, p. 165).

Depressão e amor

O deprimido sofre pela ausência de amor. Ele não se sente amado e não ama. Não ama a Deus, não ama a si mesmo e, na maioria das vezes, sente medo e ansiedade diante do amor demonstrado pelo outro. Também não consegue amar o próximo. Vive aprisionado aos próprios medos, angústias, ansiedades, desilusões e decepções – reais ou imaginárias. "A depressão é a imperfeição do amor. Para podermos amar, temos que ser criaturas capazes de se desesperar ante as perdas, e a depressão é a manifestação desse desespero." (Solomon, 2002, p. 15).

Quando estão bem, alguns indivíduos deprimidos amam a si mesmos – alguns amam o próximo, alguns amam o trabalho e alguns amam a Deus – e qualquer um desses sentimentos pode fornecer o propósito, sentido vital que é o oposto da depressão. O amor nos abandona, de tempos em tempos, e nós abandonamos o amor. Na depressão, a falta de significado de cada empreendimento e de cada emoção, a falta de significado da própria vida se torna evidente. O único sentimento que resta, nesse estado despido de amor, é a insignificância. A ausência de amor parece estar na base do sentimento de insignificância do deprimido (Rangé, 2001, p. 145-150).

Depressão e solidão

Depressão é solidão, vazio existencial. Não aquela solidão natural a todo ser humano. É uma solidão maior. Trata-se daquela solidão em face do outro, o próprio Inferno de Dante. "É a solidão dentro de nós que se torna manifesta, e destrói não apenas a conexão com os outros, mas também a capacidade de estar apaziguadamente apenas consigo mesmo." (Solomon, 2002, p. 15). A depressão destrói a paz, o amor-próprio e a segurança pessoal. Abala a fé e a esperança no futuro. É a mais segura das prisões humanas. O deprimido desacredita no amor, na fé e na esperança, e mergulha no mais silencioso e terrível dos desesperos humanos: o desespero acompanhado, aquele que não acredita, não suporta e nem aceita a ajuda de outrem (Fédida, 2002, p. 177).

Mestre Aurélio (1965) conceitua solidão como "[...] o estado do que se encontra ou vive só." (p. 1127). No entanto, um estado psicológico tão complexo quanto a solidão não cabe numa definição tão simples. Em termos psicológicos, uma melhor conceituação de solidão deve considerar pelo menos os seguintes aspectos: falta de significado e objetivo de vida, reação emocional, sentimento indesejado e desagradável, sentimento de isolamento e ansiedade de separação, deficiência nos relacionamentos (cf. Pinheiro; Tamayo, 1985).

Pelos elementos apontados por Pinheiro e Tamayo, o que caracteriza a solidão é o seu aspecto puramente psicológico. É o sentimento de estar só, acompanhado da constatação da separação emocional do outro. É a falta de interação e de comunicação emocional entre um indivíduo e outro ser humano. O outro pode, inclusive, estar próximo geograficamente, contudo, a solidão impede qualquer aproximação psicológica, afetiva. Como ocorre com o solitário em meio à multidão: todos estão presentes e, ao mesmo tempo, tão distantes; próximos e, todavia, separados. "A solidão não é a mesma coisa que estar só. A solidão é sentir-se só" (Ellison, 1980, p. 29).

Depressão e monotonia

A vida do deprimido é monótona. Parece mais um sonho em preto e branco, ou melhor, um filme em branco e preto. O tempo se arrasta numa sucessão de eventos sem lógica, sem sentido, aprisionado no *chronos*.[1] A vida não tem sentido. O trabalho não faz sentido. O dia parece apenas uma sucessão de fatos marcados pelos atos rotineiros de comer, beber, dormir e acordar para fazer tudo novamente. Um labirinto.

Depoimento do sujeito A., mulher, 35 anos:

> *Depressão. O que dizer sobre esse assunto? É cinza, sem sabor, sem cor, sem brilho, sem vida... É o que sentimos. Nada faz sentido, nada tem valor, nada é bonito, nada importa. A sensação da morte presente sim é algo muito real, porque a gente se sente morto-vivo e vivo-morto. E tudo que lembra a morte é mais familiar e mais desejado que qualquer outra coisa. Sintomas? Dores terríveis, sensação de fim, uma tristeza inexplicável, apatia total às coisas da vida, não se tem vontade de fazer absolutamente nada. Só de morrer, devagarinho, pedindo que o mundo nos deixe em paz. Um sofrimento sem razão de ser, mas com feridas profundas. De onde vem? Não sei explicar. Não tem explicação. Tudo é tristeza, tudo é um vão, vazio. Um poço sem fundo...*

1 *Chronos*, tempo grego que marca o passado, o presente e o futuro, o tempo dos mortais. *Chronos* é utilizado em oposição a *kairós*, o tempo presente eterno, o tempo dos deuses do Olimpo e da mente inconsciente.

Depressão e fracasso

O fracasso é o maior companheiro daquele que padece de depressão. Sente-se fracassado o tempo todo. Acaricia o fracasso como a um amigo íntimo. Não divisa possibilidade alguma de sucesso. Vencer mais parece uma miragem! Não tem autoconfiança. A vida é uma areia movediça e parece se esvair aos seus pés. Parece que Deus se diverte em culpá-lo, castigá-lo, feri-lo, humilhá-lo. O amor-próprio desaparece, e em seu lugar fica aquele sentimento de vazio que todo deprimido conhece. A autoestima do deprimido é baixa, muito baixa.

Depressão e insônia

A depressão gera insônia. O deprimido troca o dia pela noite e passa a ter hábitos noturnos. Quando a noite cai, principia a acordar; quando o dia amanhece, começa a dormir. O melhor lugar do mundo, o mais aconchegante, o mais macio, o mais confortável, o mais confiável e seguro é a cama.

O deprimido tem a cama presa às suas costas. Ele e a cama são irmãos siameses. Quando consegue dormir, não quer mais acordar. O sono aparece como o último refúgio, e a insônia gera irritação. O deprimido é irritadiço. Neurastênico, mesmo. Não tem domínio sobre as próprias emoções. Não tem paciência. Perde a cabeça com facilidade. Explode à toa. Não sabe a origem da própria irritação e nem precisa, está sempre irritado e isso basta.

Depressão e vontade própria

A depressão esparrama a concentração e fragiliza a vontade. O deprimido não consegue se concentrar nas atividades mais simples da vida cotidiana. Também não sente vontade de fazer nada. Sua concentração é dispersa e sua vontade é frouxa, difusa, nula. Começa inúmeros projetos, contudo, não persevera em nenhum. Tem muita dificuldade para levar um projeto até o fim (Del Porto, 2004). Frequentemente se confunde depressão com Transtorno de Déficit de Atenção (TDA).

Depressão e sexualidade

A sexualidade do deprimido se torna descontrolada. Geralmente, não tem vontade de manter relações sexuais e o interesse pelo sexo praticamente desaparece. Quando a vontade ressurge, entretanto, é exagerada, sem limites. O deprimido, às vezes, oscila entre dois extremos: da pureza à libertinagem.

Depressão e memória

A depressão afeta a capacidade cognitiva e a memória. O deprimido tem muita dificuldade para aprender, concentrar-se e lembrar-se de fatos ocorridos no passado e, muitas vezes, até no presente – o que pode ser facilmente confundido com Alzheimer. Os processos cognitivos do deprimido e a sua sensopercepção ficam lenificados. A memória do deprimido para os eventos do tempo presente fica prejudicada. A capacidade de aprendizagem diminui em consequência da perda da memória: esquece facilmente o nome das pessoas, dos eventos e dos lugares. O esquecimento afeta suas relações pessoais, sua autoestima, seu autoconceito.

Depressão e pessimismo

Depressão é pessimismo. Pessimismo exagerado daquele que acredita que nada vai dar certo. O pessimismo gera desesperança e produz expectativas apocalípticas em relação ao futuro. O deprimido vive na expectativa de que uma tragédia pode acontecer a qualquer momento. As ideias de ruína e hipocondria podem assumir características de ideias delirantes. Ele está convencido de que nada neste mundo vai dar certo (Alvarenga; Andrade, 2008, p. 141-142).

Depressão e alimentação

Há alterações no apetite – mais comumente a perda, podendo também ocorrer o seu aumento. Muitas vezes, a pessoa precisa se esforçar para comer ou ser ajudada por terceiros para se alimentar. Algumas formas específicas de depressão são acompanhadas do aumento de apetite (hiperfagia), o qual se mostra caracteristicamente aguçado por açúcar e doces.

A depressão é entremeada por estados de ansiedade, os quais não têm hora para aparecer. A ansiedade, frequentemente, produz exaltação, irritação, fome, paralisação. Todo estado de ansiedade generalizada pode esconder uma depressão, escamotear um luto. As crises de ansiedade geradas pela Síndrome do Pânico obnubilam geralmente um quadro depressivo grave (Rangé, 2001, p. 150-200).

Depressão e sofrimento

Metaforicamente, a depressão é um túnel do qual parece ser impossível sair. Um abismo cinzento que engole a vontade de viver. Um vazio, uma angústia que aperta a garganta, uma solidão sem fim, um poço sem fundo que teima em atrair o deprimido para o seu interior desconhecido. Para alguns deprimidos, descrever a sensação de inutilidade, tristeza e angústia é quase inútil, porque tal vivência no interior da alma significa que qualquer coisa se rompe subitamente e faz cair a vida em pedaços, sem deixar qualquer saída.

Ao mesmo tempo, o sofrimento é tão grande que isola o deprimido quase que completamente do mundo exterior, a ponto de parecer que os outros não conseguem compreender o tormento interior que dilacera a sua existência. A depressão, nesses casos, produz aquele sentimento de estranhamento diante do mundo e do outro, que todo deprimido conhece muito bem.

Depressão e culpa

O deprimido se sente culpado. É portador de uma culpa imensa. Parece até que cometeu pecado contra o Espírito Santo – o pecado que não tem perdão. Na fase aguda da depressão, o deprimido perde as condições bioquímicas do cérebro necessárias para assimilar e vivenciar a fé e as consequências benfazejas das promessas bíblicas de perdão e reconciliação com Deus.

Por diversas vezes, ouvi cristãos deprimidos, leitores da Bíblia, devotados à oração e piedosos, acreditarem estar perdendo a fé, quando, na verdade, estavam sofrendo de depressão. Na fase aguda da depressão, presenciei mais de uma vez esses cristãos se apegarem aos textos condenatórios da Bíblia e os usarem contra si mesmos, aumentando, assim, o seu sofrimento. Atendi, em 1986, um sociólogo da segunda geração de presbiterianos no Brasil, que, quando estava na crise aguda de sua depressão, grifava todos os textos condenatórios presentes na Bíblia e os aplicava à sua vida, aumentando seu sofrimento e fragilizando ainda mais sua saúde mental, além de desconsiderar o contexto para o qual tais textos foram originalmente escritos.

Nos homens, mais do que nas mulheres, a depressão gera irritabilidade e agressividade. O deprimido vive a ponto de explodir. Tudo irrita – até o toque da campainha ou do celular. Às vezes, para superar a irritação, o deprimido mergulha na hiperatividade.

Critérios diagnósticos da depressão

O critério para diagnóstico da depressão envolve a observação de pelo menos cinco dos sintomas acima descritos. Quando pelos menos cinco ou mais desses sintomas persistem e paralisam a vida e as relações do deprimido, estamos diante de um transtorno de humor, de uma depressão.

13.8 Depressão e suicídio

A depressão é irmã siamesa do suicídio. Do número total de deprimidos, 30% tentarão o suicídio pelo menos uma vez; 10% destes tentarão o suicídio até darem cabo da própria vida. No Brasil, são cerca de 20 milhões de deprimidos – 30% desse total equivale a cerca de 6 milhões. Destes, 10% tentarão suicídio até o consumarem, ou seja, 600 mil pessoas aproximadamente.

Então, hoje, quando se pensa em prevenir o suicídio, pensa-se primeiro em tratar a depressão. Alguém pode dizer: "Ah, mas não é bem assim. Por exemplo, o Robin Williams. Ele parecia tão feliz!" Ocorre que ele era bipolar. Parecia feliz, porque interpretava muito bem a felicidade, mas era um deprimido crônico. Se formos levantar casos, encontraremos muitos. Atualmente, causa preocupação a prevalência de suicídio entre pastoras e pastores deprimidos, sem que a igreja atente para este fato: a ligação entre a depressão e o suicídio.

A depressão culmina no namoro com a morte, que aparece, na maioria das vezes, como a única saída. O deprimido sabe que alguma coisa está morrendo em si mesmo. Não sabe o que é e, por isso, acredita que a morte pode acabar, de uma só vez, com tudo aquilo que acredita estar errado. O risco de suicídio não deve, contudo, ser subestimado. Na verdade, o deprimido quer matar o próprio sofrimento, muitas vezes intenso e insuportável. Em torno de 30% dos deprimidos que não são devidamente tratados tentam pôr termo à vida e cerca de metade consegue levar a cabo seus intentos (Deus, 2014).

13.9 Suicídio

A morte é o extremo da marginalidade social humana. Morrer significa renunciar a todos os laços sociais existentes, renunciar a todos os vínculos, rejeitar todos os *status* sociais. A morte é uma privação sensorial total. Por que motivo alguém abriria mão de tudo? Para que alguém daria cabo da própria vida?

No mundo, mais de 700 mil pessoas morrem por suicídio anualmente. Para cada suicídio, há muito mais pessoas que o tentaram sem sucesso. Uma tentativa anterior é o fator de risco mais importante para o suicídio na população em geral. O suicídio é a quarta principal causa de morte entre jovens de 15 a 29 anos. 77% dos suicídios globais ocorrem em países de baixa e média renda. A ingestão de pesticidas, enforcamento e armas de fogo estão entre os métodos mais comuns de suicídio.

O suicídio é um grave problema de saúde pública; no entanto, os suicídios são evitáveis com intervenções oportunas baseadas em evidências e muitas vezes de baixo custo. Para que as respostas nacionais sejam eficazes, é necessária uma estratégia multissetorial abrangente de prevenção do suicídio.

Populações de Risco

Embora a ligação entre suicídio e transtornos mentais (em particular, depressão e transtornos por uso de álcool) esteja bem estabelecida em países de alta renda, muitos suicídios acontecem impulsivamente, em momentos de crise, com colapso na capacidade de lidar com estresses da vida, como problemas financeiros, rompimento de relacionamento ou dor crônica e doença.

Além disso, vivenciar conflitos, desastres, violência, abuso ou perda e uma sensação de isolamento estão fortemente associados ao comportamento suicida. As taxas de suicídio também são altas entre os grupos vulneráveis, os quais sofrem discriminação, como refugiados e migrantes, indígenas, lésbicas, gays, bissexuais, transgêneros, intersexuais (LGBTI) e prisioneiros. De longe, conforme já destacado, o fator de risco mais forte para o suicídio é uma tentativa de suicídio anterior.

Antes da pandemia, a Organização Mundial de Saúde já registrava que, a cada 40 segundos, uma pessoa se suicida no planeta. Trata-se da segunda maior causa de morte entre pessoas de 15 a 29 anos de idade. Os números foram divulgados pela Organização Mundial da Saúde (OMS) na véspera do Dia de Prevenção do Suicídio. A agência da ONU também publicou um conjunto de orientações para ajudar a sociedade a impedir esse tipo de morte. Esse número foi potencializado pelo isolamento social na pandemia.

> No Brasil, os dados do Sistema de Informações sobre Mortalidade (SIM), entre 2010 a 2019, demonstram um aumento consistente nas taxas de mortalidade por suicídio, com destaque para o maior risco de morte em homens e para o aumento nas taxas de suicídio de jovens (Brasil, 2021). Neste período, ocorreram no país 112.230 mortes por suicídio, com um aumento de 43% no número anual de mortes, de 9.454 em 2010, para 13.523 em 2019. Os gráficos demonstrados nas Figuras 1 e 2 fazem parte do estudo descritivo da mortalidade Subsecretaria de Saúde Gerência de Informações Estratégicas em Saúde ConectesUS por suicídio no Brasil, publicado no Boletim.

Nos quatro primeiros meses de 2020, o número de suicídios foi quase o triplo da média anual do Brasil em Altamira, cidade do Pará. A média do Brasil é de 6 suicídios por 100 mil habitantes, segundo o DataSus:

> Entre 2010 e 2019, ocorreram no Brasil 112.230 mortes por suicídio, com um aumento de 43% no número anual de mortes, de 9.454 em 2010, para 13.523 em 2019. Análise das taxas de mortalidade ajustadas no período demonstrou aumento do risco de morte por suicídio em todas as regiões do Brasil. Neste mesmo período, estima-se que a população brasileira tenha crescido de 190.732.694 para 210.147.125, resultando em crescimento de 10,17%. A taxa

> nacional em 2019 foi de 6,6 por 100 mil habitantes. Destacam-se as Regiões Sul e Centro-Oeste, com as maiores taxas de suicídio entre as regiões brasileiras (Boletim Epidemiológico, v. 52, n. 33, set. 2021).

Em Altamira, até o dia 27 de abril de 2020, ninguém morreu vítima de covid-19, mas 15 pessoas se suicidaram: 9 delas eram jovens entre 11 e 19 anos, segundo o Centro de Perícias Científicas Renato Chaves. E, durante o ano todo de 2019, foram 15 suicídios no município.

> Estudo inédito realizado pela Fiocruz avaliou o comportamento do suicídio no Brasil em 2020.
> O epidemiologista Jesem Orellana, do Instituto Leônidas & Maria Deane (Fiocruz Amazônia), e o médico psiquiatra Maximiliano Ponte, da Fiocruz Ceará, mostraram parte dos efeitos indiretos associados à primeira onda da pandemia de covid-19 sobre as mortes por suicídio, com aumento significativo nas regiões Norte e Nordeste, socioeconomicamente mais vulneráveis. Os resultados apontam que, em homens com 60 anos e mais da região Norte, o excesso de suicídios alcançou 26%. Além disso, nas mulheres de 30 a 59 anos da região Norte, durante dois bimestres consecutivos, também houve o excesso de suicídios. O padrão também foi observado nas mulheres com 60 anos ou mais do Nordeste, com excesso de suicídios de 40% (Fiocruz, s.d.).

Segundo relato do pesquisador Edilson Reis, especialista em negociação em crise de suicídio do Corpo de Bombeiros de Mato Grosso do Sul, houve um aumento significativo das tentativas de suicídio durante a pandemia, especialmente do suicídio infantil, considerado um fato novo nos estudos do suicídio. Existem quatro fatores que podem constituir explicações possíveis para um comportamento suicida:

a) Bioquímico – os deprimidos – pessoas que apresentam certa vulnerabilidade por baixos níveis de serotonina e dopamina, neurotransmissores responsáveis pela sensação de prazer e saciedade. Os deprimidos que se suicidam exibem baixos níveis de serotonina no cérebro, e a carência desse neurotransmissor pode potencializar o risco de suicídio. Com tratamento correto, de 70 a 90% dos pacientes deprimidos se recuperam (Deus, 2014). Depoimento do sujeito B., mulher, 28 anos:

> *Há pouco mais de um ano, comecei a conviver com uma assustadora melancolia. O primeiro sintoma foi o isolamento. Quem me conhecia desconfiava da minha ausência em festas e reuniões de amigos. Ficar em casa ouvindo músicas tristes era o que me satisfazia. Sentia tanta dor, inclusive física, pela somatização de angústias, que no início, mesmo com a ajuda de um terapeuta, uma psiquiatra e vários medicamentos, não conseguia me ver longe daquele abatimento. Acreditava que minha vida fosse como um teatro no qual eu inventava meus personagens e apresentava uma péssima atuação. Passei por tantos estágios de aflição que cheguei a ponto de tentar suicídio e ser internada em uma clínica psiquiátrica. Minha família sofreu junto comigo. O pior era ter de tentar esconder isso de algumas pessoas, pois, passada aquela fase, como os outros iriam me olhar? Como meus colegas de trabalho se refeririam ao assunto? Com pena? Medo? É muito triste sermos julgados durante toda a vida por uma fase. Hoje entendo que, quando meus problemas não são resolvidos, eles tendem a me levar à depressão. Nesse aflitivo ciclo em que vivo, estou cercada dos cuidados da família e de amigos. Minha depressão tem sido vencida e no fim ela mesma encabula e sai correndo.*

O deprimido, na verdade, deseja matar o sofrimento que se tornou insuportável.

b) Epigenético - antecedentes genealógicos podem confirmar propensão para o suicídio. O comportamento suicida é primariamente ditado pela constituição genética predisposta do indivíduo e, provavelmente, será orquestrado pelo meio epigenético que trabalha em *continuum* com as entradas ambientais. Tem sido consistentemente demonstrado que o comportamento suicida é principalmente afetado por distúrbios psiquiátricos, nos quais a perturbação epigenética dos circuitos neuromoleculares subjacentes envolve principalmente a metilação do DNA alterada e as modificações das histonas (Cheung; Woo; Maes; Zai, 2020).

c) Psicológico – a causa pode ser a sensação de abandono por parte do mundo que cerca o indivíduo, provocando nele uma animosidade agressiva contra esse mundo, a qual é direcionada contra si próprio.

d) Sociológico – paradoxalmente, quanto mais desenvolvida é uma sociedade, maior é o número de pessoas que buscam nesse ato a solução para os problemas da vida, havendo também os casos de suicídio ritualístico (Correa, 2006).

A tentativa de suicídio assinala um sofrimento psíquico insuportável em que o gesto suicida apaga todos os pensamentos, emoções e angústias que torturavam o sujeito. Esse agir pela passagem ao ato mostra a impossibilidade de pensar e de refletir sobre os seus conflitos e dificuldades. A tentativa de suicídio é ainda uma tentativa de restaurar o amor-próprio e é mobilizada por sentimentos de determinismo e má-fé sobre si mesmo diante da perspectiva existencialista. Assim, pode-se compreender o comportamento suicida como uma categoria psicológica constituída pelas diversas instâncias contingenciais que, através de determinados estímulos discriminativos, modelam o comportamento suicida, no qual os estímulos que preponderam são a punição e o reforço negativo.

13.10 Crise de ansiedade generalizada

A ansiedade é um sentimento comum ao ser humano. Desde a infância nos sentimos ansiosos com acontecimentos que estão por vir: uma festa de aniversário muito aguardada, uma prova difícil e até mesmo uma viagem podem causar esse sentimento normal e até necessário para nossa evolução.

O problema é que, em alguns casos, essa ansiedade se torna muito acentuada e provoca sintomas físicos como falta de ar, palpitações, enjoos e tonturas. Todos esses sintomas caracterizam uma crise de ansiedade. Ela atrapalha as relações sociais, as atividades profissionais e pode comprometer até mesmo relacionamentos.

O ambiente de pânico coletivo que se instalou durante o isolamento social na pandemia potencializou a emergência de crises de ansiedade generalizada em todas as faixas. Foi registrado um aumento de crises de síndrome de pânico e de crises de ansiedade generalizada, nesse período, inclusive com a ocorrência de crises de ansiedade coletiva.

> Segundo a Organização Mundial de Saúde, cerca de 9,3% da população brasileira já sofria com alguma forma de transtorno de ansiedade, antes mesmo da chegada do novo coronavírus. Ao que tudo indica, essa porção deve ter crescido ainda mais nos últimos meses: o número de buscas online por informações sobre

> a ansiedade e a procura por ajuda profissional disparou desde o início da pandemia.
> É compreensível. Nosso novo contexto oferece um prato cheio de "gatilhos" para todos, mas, especialmente, para os ansiosos: a incerteza sobre o futuro, dificuldades financeiras, desemprego, isolamento social, frustração dos planos de vida, e claro, o medo de morrer, trazem consigo um peso intenso.
> A pandemia do coronavírus e suas consequências têm se mostrado um fator determinante para que mais pessoas sofram com transtornos emocionais, como o TAG.

Crise de Ansiedade Generalizada – é exatamente aquele tipo de ansiedade que paralisa e imobiliza o sujeito. Com efeito, existe uma palavra na Neurociência para definir essa situação: *Frozen*. Quando a ansiedade chega ao nível em que a pessoa não consegue tomar uma atitude, executar uma decisão, cumprir um determinado objetivo, há a presença de um quadro de saúde mental denominado transtorno de ansiedade, classificado pelo CID 10 e pelo DSN.

A ansiedade é produzida pelo sistema HPA, hipotálamo, hipófise adrenal; na verdade, a ansiedade é natural nos predadores. Alguns ficam ansiosos pela conquista de um título universitário, outros pela realização do casamento, alguns sentem ansiedade ao atravessar a rua, enquanto outros aguardam ansiosamente um telefonema. Há quem se sinta ansioso pela expectativa de algo positivo que pode surgir em suas vidas, e também aqueles que temem que algo ruim aconteça com eles.

A ansiedade é natural quando ela não paralisa a vida e não causa maiores transtornos para a pessoa. Como foi frisado neste texto, a ansiedade existe em vários níveis, mas há transtornos de ansiedade e crises de ansiedade generalizadas. É bom lembrar que os homens estão no topo da escala dos predadores e que a ansiedade é uma reação de alerta: se o inimigo é menor que nós, nós o atacamos; se o inimigo é maior que nós, nós fugimos. Na realidade, quem dá essa reação de alerta, de fuga e de ataque são os mediadores químicos chamados de adrenalina e noradrenalina, geralmente secretados pela glândula suprarrenal. Quando esses mediadores químicos são secretados e jogados em quantidades imensas na corrente sanguínea, a pessoa fica em estado de alerta – ou ela ataca ou ela foge do inimigo.

Quando o inimigo é introjetado e passa a existir de forma psicológica, não necessariamente de modo real, nós podemos dizer que a ansiedade é uma representação física do medo. Aquele estado de alerta que seria saudável diante de um inimigo, para fugir ou para atacar, se instala de maneira contínua, presente e avassaladora, na mente e no sistema nervoso central do sujeito que sofre de ansiedade e é paralisado por ela. É possível que a ansiedade evolua para a síndrome do pânico (a propósito, nós gravamos um vídeo sobre essa condição que está no Youtube).

O tratamento para crises de ansiedade deve considerar a existência desses mediadores químicos; em geral, um bom neurologista ou um bom psiquiatra medicam os mesmos diazepínicos, mediadores químicos próprios para baixar a ansiedade e diminuir o estado de alerta. Além disso, também é necessária uma psicoterapia, porque uma crise de ansiedade generalizada e duradoura desenvolve uma sinapse, cria um circuito neuronal que a psicoterapia trabalha para desmontar, ou criar novos circuitos e apontar novos caminhos.

Também podem ser ferramentas eficazes tanto a meditação quanto a atividade espiritual, como a oração, e a prática de exercícios físicos, pelo menos três vezes por semana de mais de cinquenta minutos. Se a ansiedade bateu à sua porta e fez morada, procure ajuda, pois atualmente ela é tratável.

Crise de ansiedade coletiva – Especialmente na volta às aulas, no pós-isolamento social, o Brasil registrou crises de ansiedade coletivas em adolescentes do Ensino Fundamental I e II.

> Uma revisão recente de 29 pesquisas concluiu que os sintomas de depressão e ansiedade entre crianças e adolescentes dobraram após o início da pandemia de covid-19. O trabalho, que reuniu dados de mais de 80 mil jovens com 18 anos ou menos de diversos países foi publicado no respeitado periódico científico *Jama Pediatrics*. Antes da pandemia, levantamentos sugeriam que sintomas depressivos eram comuns a 12,9% desse grupo. Já durante a crise do coronavírus, essa taxa subiu para 25,2%. Os sinais ansiosos, por sua vez, aumentaram de 11,6% para 20,5% (Agrela, s.d).

Polanczyk relata muitos casos de ansiedade e depressão entre adolescentes nos consultórios e confirma que sim, a pandemia certamente contribuiu para que esses sintomas surgissem de maneira a provocar doenças mentais como a síndrome do pânico. Só não está claro ainda se esses sintomas estão 100% ligados à pandemia.

Esse especialista ainda reforçou que há estudos nacionais e internacionais que apontam que o período mais agudo da pandemia de covid-19 contribuiu para o aumento de casos de ansiedade e depressão na população, especialmente em jovens.

13.11 Síndrome do Pânico

O que é a síndrome do pânico? A síndrome, hoje, é uma doença incapacitante. Milhões de pessoas no Brasil e no mundo sofrem de síndrome do pânico e acabam sem condições de trabalhar, estudar, ir à igreja etc. A síndrome do pânico, na verdade, é uma reação do organismo que ocorre em todos os predadores.

É bom não esquecer que nós, humanos, somos predadores. Vamos imaginar que você visita o zoológico e, de repente, o leão o ameaça, mesmo dentro da jaula. Basta o leão olhar para você que você vai ativar a amígdala do eixo HPA – Hipotálamo – Hipnose – Adrenal.

Em face de um perigo real ou imaginário, a amígdala aciona um verdadeiro sistema de alarme e aciona o eixo HPA, a fim de produzir uma descarga de adrenalina no sangue. A adrenalina é usada pelo sistema nervoso central dos predadores para duas razões: para atacar ou para fugir do inimigo ou do perigo. Quando o inimigo é maior do que nós, usamos a adrenalina para uma atitude de fuga; contudo, quando o inimigo é menor do que nós, usamos a adrenalina para atacar.

Agora, imagine que você pule de paraquedas ou de *bungee jump*. Seu organismo naturalmente produzirá uma descarga imensa de adrenalina. Por outro lado, imagine que você passa por um estresse, um assalto, uma perda, uma desilusão amorosa, um acidente de carro, a perda de um emprego etc. E, de repente, você está em casa ou na igreja, sentado, conversando com a sua família, com os seus amigos, com os seus familiares ou mesmo assistindo o culto; de repente, do nada, esse mesmo sistema que nós chamamos de eixo HPA é ativado pelo sistema parassimpático, automaticamente. A descarga de adrenalina lançada no seu organismo é a base para a produção da sensação de medo, pânico, palpitações no peito, falta de ar etc. Nesse caso, não há mais como identificar o inimigo. A ansiedade, o medo e o pânico transformaram-se numa resposta autônoma do seu organismo. O medo se instala, e a ansiedade é uma representação física do medo. Nada além disso.

Quando a crise de ansiedade evolui para a síndrome de pânico, o medo passa a ser representado visceralmente. O sujeito passa a sentir as sensações corpóreas de forma distorcida pelo medo. Sente o coração bater, a pressão arterial subir e, após isso, uma sensação de cefaleia e/ou de calor. O medo toma conta. Tudo isso junto produz a taquicardia e dificulta a respiração. O sujeito começa a ter medo das sensações naturais do próprio corpo.

O eixo HPA, na síndrome de pânico, foi ativado pela primeira vez diante de um perigo real, e a imagem do perigo ficou gravada no inconsciente. Depois, é ativado automaticamente, sem o controle da vontade. Esse sistema não desliga sozinho. É necessária a intervenção psiquiátrica para minorar as crises por intermédio dos benzodiazepínicos: Alprazolan (mais conhecido como Frontal), Bromazepam, Clonazepam, Diazepan etc., em combinação com os antidepressivos mais comuns: Fluoxetina, Parocetina, Escitalopran etc.

Tais fármacos foram descobertos desde 1954 e desenvolvidos em larga escala a partir da descoberta do Clordiazepóxido pelo químico Leo Henryk Sternback, polonês de origem judaica, nascido na Croácia. Desde então, criou-se uma família de benzodiazepínicos. Os mais conhecidos são: Diazepan, Bramazepan, Cronazepam, Alprozalon etc (Tuoto, s.d.) .

O benzodiazepínico mais utilizado é o *Rivotril*. Uma droga barata, popular, de tarja preta. Esse remédio é recomendado contra a ansiedade. No Brasil, vende mais do que os tradicionais *Tylenol* e *Hipoglós*. O *Rivotril* é eficaz para o controle da fobia social, do distúrbio do pânico e de crises de ansiedade generalizadas, ajudando no controle de sintomas de ansiedade normais, decorrentes de situações extremas da vida (Artmed, s.d.). A alta potência do *Rivotril* garante quase sempre um bom resultado, e sua prolongada eliminação do organismo diminui bastante o risco de dependência química. A dose comumente empregada varia entre 0,5 e 6mg por dia, podendo chegar a 20mg em certos casos. Recentemente, foi lançada a apresentação de 0,25mg de uso sublingual, que está indicada para o uso imediato e episódico.

Viajando pelo Brasil, pelas capitais e pelo interior, quando participo de congressos sobre depressão, o remédio mais citado pelos participantes é o *Rivotril*. Chama a atenção o uso indiscriminado desse medicamento.

Quando um remédio contra a ansiedade, de tarja preta, vendido apenas com retenção de receita, se torna o segundo medicamento mais consumido no Brasil, isso indica que alguma coisa estranha deve estar acontecendo. O *Rivotril* tem 35 anos de mercado, mas nos últimos cinco escalou rapidamente a lista dos mais vendidos, até chegar ao segundo lugar. Em 2008, os brasileiros compraram nas farmácias 14 milhões de caixinhas do ansiolítico (o campeão de vendas é o anticoncepcional Microvlar, com 20 milhões de unidades).

> Há 35 anos de mercado, o Rivotril alcançou, em 2008, mais de 14 milhões de caixinhas vendidas nas farmácias. O médico José Alves Castanheira, 81 anos, acompanha esse crescimento vertiginoso do uso do medicamento. O psiquiatra trabalha há 56 anos em Lafaiete; "sou o médico mais velho da cidade", afirma. Ele explica que o Rivotril é um benzodiazepínico, como Diazepam e Lexotan, que já estiveram na moda: "É um remédio que abaixa a ansiedade das pessoas, acalmando. Ele favorece o sono; a pessoa fica menos angustiada. Na vida moderna, há muitos fatores estressantes que fazem com que as pessoas fiquem ansiosas. Então, tomar um desses remédios ajuda a aliviar a tensão do dia a dia", relata (Revista Época, 2009).

O medicamento é recomendado primeiramente nas neuroses e, depois, nos casos de estresse, quando, na doença, existam componentes de ansiedade e angústia:

> O uso indiscriminado do medicamento pode levar a uma depressão, que é o primeiro efeito colateral. A pessoa fica apática, deprimida, pessimista e desanimada. Existem outros efeitos, como a dependência, quando se suspende o remédio e o paciente sente muita falta dele. Esse tipo de medicamento não pode ser usado sem orientação médica, porque pode causar um desencontro de sintoma e agravar a situação do paciente. A pessoa também pode estar tomando outro medicamento associado, o que causa reações (Jornal Correio da Cidade).

Do ponto de vista orgânico, os benzodiazepínicos são bastante seguros, pois são necessárias altas doses (20 a 40 vezes mais altas que as habituais) para trazer efeitos mais graves. Nessas doses, pode haver hipotonia muscular, dificuldade grande para ficar de pé e andar, hipotensão, perda da consciência (desmaio). Com doses maiores, a pessoa pode entrar em coma e morrer. O principal efeito colateral dos ansiolíticos benzodiazepínicos é a sedação e sonolência, variável de indivíduo para indivíduo e de acordo com a dose do medicamento. Um aumento da pressão intraocular teoricamente pode surgir, mas na clínica é de raríssima observação. Os efeitos teratogênicos (malformações fetais) são ainda objeto de estudo, porém, tendo em vista sua utilização clínica durante décadas, permite-se uma indicação mais flexível do Diazepan durante a gravidez.

A prática clínica tem demonstrado que a *dependência* aos benzodiazepínicos pode acontecer, contudo não invariavelmente. A tendência do paciente em aumentar a dose dos benzodiazepínicos para obter o mesmo efeito, ou seja, a *tolerância*, parece ser rara. Em relação a isso notamos, no mais das vezes, uma má utilização da droga. Isto é, quando não tratada a causa básica da ansiedade e essa se torna mais intensa, haverá maior necessidade da droga.

13.12 Drogadição

O isolamento social, o desemprego, o esgarçamento do tecido familiar, a violência doméstica e o sofrimento psíquico parecem ter potencializado o uso e abuso de drogas durante a pandemia. "Desde que a pandemia começou, estou tomando mais vinho e fumando muito mais maconha." Depois de quase um ano em casa, essa foi a percepção de Ana Clara, curitibana de 27 anos, cujo nome verdadeiro será preservado (Xavier, 2021).

Embora o impacto da covid-19 ainda não seja totalmente conhecido, a análise sugere que o aumento da desigualdade representa fatores que podem levar mais pessoas a consumir, cultivar e vender drogas. "As descobertas do Relatório Mundial sobre Drogas 2021 do UNODC destacam a necessidade de fechar a lacuna entre percepção e realidade para educar os jovens e salvaguardar a saúde pública", concluiu a diretora-executiva

> Viena, 24 de junho de 2021 — Cerca de 275 milhões de pessoas usaram drogas no mundo no último ano, enquanto mais de 36

> milhões sofreram de transtornos associados ao uso de drogas, de acordo com o Relatório Mundial sobre Drogas 2021. O documento foi divulgado hoje (24/6) pelo Escritório das Nações Unidas sobre Drogas e Crime (UNODC).
> O Relatório aponta que, durante os últimos 24 anos, a potência da cannabis aumentou em até quatro vezes em algumas partes do mundo. Apesar de a porcentagem de adolescentes que perceberam a droga como prejudicial ter caído em até 40%, persistem evidências de que o uso da cannabis está associado a uma variedade de danos à saúde. Os mais afetados são os usuários regulares a longo prazo (UNODC).

O aumento da depressão na solidão do isolamento social potencializou a morte por overdose nos Estados Unidos. A pandemia de covid-19 interrompeu a vida das pessoas que usam drogas de maneira prejudicial à saúde mental e mudaram os comportamentos de uso de drogas, aumentando o risco de overdose, de acordo com pesquisas e entrevistas com indivíduos na zona rural de Illinois, capturados em um novo estudo da *Addiction* Ciência e Prática Clínica.

Durante a pandemia de covid-19, as mortes por overdose aumentaram nos EUA, chegando a 100.000 no período de 12 meses, encerrado em abril de 2021. Pedidos em domicílio podem ter contribuído para esse aumento de mortes, desde interrupções em programas de redução de danos até isolamento e piora da saúde mental (Osbourne, 2024).

> Estatísticas de overdose e opióides: Houve aproximadamente 100.000 mortes por overdose de drogas entre março de 2020 e março de 2021, um aumento de 30% em relação ao ano anterior. 37 de 38 jurisdições nos Estados Unidos com dados de opioides sintéticos relataram um aumento nas mortes por overdose relacionadas a opioides sintéticos. Quase 20 dessas jurisdições relataram um aumento de mais da metade. 10 estados da costa oeste relataram um aumento de mais de 98% nas mortes relacionadas a opióides sintéticos (Osbourne, 2024).

13.13 O absenteísmo

O "absenteísmo", termo que se refere à falta ou ausência de funcionários, é um problema já conhecido das empresas. Porém, durante a pandemia de covid-19, esse índice aumentou nas organizações brasileiras, tanto devido à infecção pelo vírus quanto por outros problemas, incluindo questões de saúde mental.

O isolamento social, inevitável no auge da pandemia de covid-19, cortou relações preciosas, rompeu rotinas estabelecidas, dificultou a prática de exercícios físicos, alterou o humor, em suma, adoeceu a população brasileira. Esse adoecimento psíquico e físico aumentou o absenteísmo em todas as categorias e formas de trabalho. Os profissionais da área de saúde foram especialmente afetados por todos esses fatores citados. No setor hospitalar, por exemplo, ao longo de 2020, junto com as novas contratações, cresceu também o absenteísmo. O contágio de profissionais da saúde e o esgotamento (*burnout*) são fatores que explicam o forte aumento na taxa, que saiu de 2,16%, em 2019, para 3,56%, em 2020. Já no decorrer de 2021, o absenteísmo (menor ou igual a 15 dias) também apresentou crescimento. Na comparação com o primeiro trimestre de 2020, a taxa foi de 2,4%, em 2020, para 3,4%, em 2021.

> Nós falamos recentemente aqui sobre os dados de atendimentos e internações em hospitais privados ao longo de 2020 e no primeiro trimestre de 2021. Com o aumento de casos de covid-19, os hospitais privados registraram uma taxa de ocupação maior nos três primeiros meses deste ano do que no mesmo período de 2020 (70%), mas ainda inferior a 2018 (75,9%) e 2019 (76,2%). Os dados estão no Observatório Anahp 2021 e na 6ª Nota Técnica (NT), divulgados pela instituição recentemente (IESS).

O absenteísmo é, basicamente, o conceito usado para se referir à ausência de funcionários na empresa. A falta ao dia de trabalho, atrasos na entrada, saída antecipada, demora para voltar do horário de almoço, entre outras situações, são consideradas como absenteísmo.

Esse problema causa sérios impactos para as organizações, tanto em nível subjetivo quanto em termos de custos. Afinal, quando o colaborador falta ou cumpre menos horas do que deveria, toda a equipe fica sobrecarregada e a empresa perde em produtividade.

O impacto financeiro pode ser enorme para a empresa, principalmente devido à queda da produtividade. Uma pesquisa indicou que, na pandemia, em função dos altos índices de absenteísmo, as empresas sentiram um aumento de 57% nos custos com licenças médicas, o que se traduz em um gasto extra de dezenas de bilhões de reais ao ano:

> Os dados mais recentes do Instituto Nacional do Seguro Social (INSS) indicam quais foram as principais doenças que afetaram os trabalhadores em 2020, responsáveis pelos afastamentos e concessões de auxílios-doença registrados no ano. Das 20 maiores causas, 14 são distúrbios osteomusculares – como dores nas costas, articulações, tendões e músculos, além de fraturas e traumas. Entre os 459,5 mil beneficiários, 332,7 mil (72%) foram afastados por esses motivos.
>
> O destaque negativo, porém, é a concessão de auxílios-doença e de aposentadorias por invalidez causadas por transtornos mentais, que bateram recordes em 2020. As doenças psicológicas, como depressão e ansiedade, ocuparam 5 dos 20 motivos citados para requisição dos benefícios junto ao INSS. Com relação aos afastamentos, a Secretaria Especial de Previdência e Trabalho indica que 576,6 mil foram casos causados por essas questões – alta de 26% em relação a 2019 (SEGVIDA, 2021).

Confira o *ranking* das 20 enfermidades ocupacionais mais comuns nos pedidos de auxílio-doença, em 2020 (Segvida, 2021):

Doença responsável pelo afastamento	Números de auxílios-doença concedidos
Transtornos de discos lombares e de outros discos intervertebrais (hérnias de disco, artrose da coluna e mais)	49.321
Síndrome do manguito rotador (bursite e outras lesões das articulações dos ombros)	37.311
Infecção por Covid 19	37.045
Dor lombar baixa (dor nas costas)	36.931
Lumbago com ciática (dor na parte inferior da lombar com inflamação do nervo ciático)	31.875
Fraturas da extremidade distal do rádio (fratura do punho)	30.721
Episódio depressivo grave sem sintomas psicóticos (depressão)	26.327
Transtorno misto ansioso e depressivo (ansiedade e depressão)	20.986
Fratura da clavícula (osso que liga o braço ao tronco)	19.413
Fratura do maléolo lateral (fratura do tornozelo)	19.104
Fratura de outros dedos	18.739
Fratura de ossos do metatarso (fratura do pé)	18.515
Síndrome do túnel do carpo (causada pela compressão do nervo entre a mão e o antebraço)	17.355
Transtorno depressivo recorrente, sendo o episódio atual grave, sem sintomas psicóticos	16.101
Fratura de outros ossos do metacarpo (fratura da mão)	15.081
Ansiedade generalizada (preocupação excessiva e de difícil controle durante meses)	13.646
Fratura da diáfise da tíbia (fratura da parte longa do osso da canela)	13.413
Episódio depressivo moderado	12.776
Fratura da extremidade proximal da tíbia (ponta do osso da canela próxima ao joelho)	12.587
Dor articular (dores nas articulações ou juntas)	12.303

Tabela 04 – Enfermidades Ocupacionais
Fonte: INSS

Além dessas doenças, em 2020, foram potencializadas as doenças funcionais abaixo relacionadas (Segvida, 2021):

13.14 Conclusão

Com a pandemia e o isolamento social, a teia de sustentação natural formada por redes de relacionamentos comunitários, redes de solidariedade e relacionamentos afetivos pessoais parece que se rompeu, para alguns, facilitando a emergência dos mais diversos transtornos mentais.

Além disso, as perdas humanas, por si só, já são um fator preponderante na eclosão de transtornos mentais. Por isso, não devemos descurar que somente em dois anos o Brasil perdeu cerca de 700 mil vidas humanas mortas por covid-19 e pela falta de vacina, isto é, pela ausência do Estado brasileiro em momentos de picos cruciais da pandemia. As perdas humanas de 700 mil pessoas correspondem a um universo de mais de 7 milhões de pessoas impactadas, tudo mostrado em tempo real pelas redes sociais e pela mídia tradicional. É razoável afirmar que essas perdas podem estar na base do surto de Síndrome de Estresse Pós-Traumático (TEPT) que ocorreu durante a pandemia de covid-19.

14. Estratégias de enfrentamento de crises de saúde mental decorrentes da solidão e do isolamento social

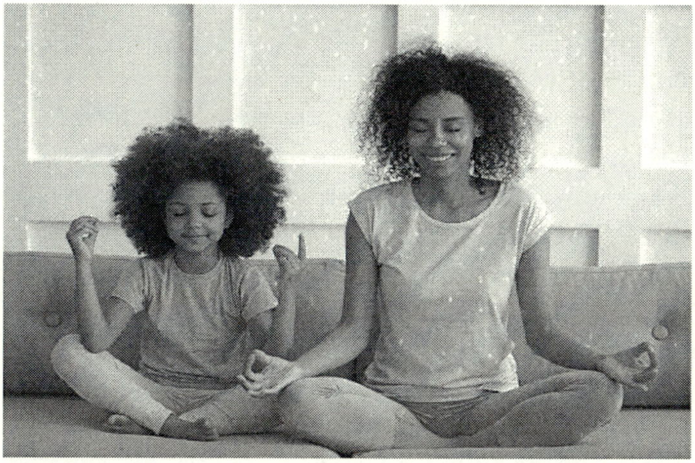

14.1 Introdução

A tendência à solidão e as características antissociais geralmente são apontadas pela ciência como um problema em função das precariedades das relações sociais que causa. Estudos anteriores indicaram que pessoas solitárias possuem o mesmo risco de morte prematura que aquelas diagnosticadas com diabetes. O tema é apontado como uma preocupação de saúde pública, principalmente em países onde há um crescimento do envelhecimento da população.

Em sentido oposto ao que foi apresentado até aqui, alguns autores e pesquisadores sugerem que, em alguns casos, a solidão pode trazer benefícios, inclusive para a saúde mental.

14.2 A solidão na perspectiva da Psicologia Positiva

Uma investigação recente publicada por pesquisadores da Universidade de Buffalo, em Nova York, nos Estados Unidos (2018), concluiu que pessoas solitárias tendem a ter altos níveis de criatividade.

O levantamento foi realizado com 295 participantes, os quais relataram suas diferentes motivações para o isolamento social. De acordo com os resultados, a insociabilidade, uma conhecida forma de distanciamento social, está vinculada positivamente à criatividade. Desde os tempos mais antigos, sabe-se que há uma ligação entre isolamento e foco mental. Culturas com tradições de ermitões religiosos acreditam que a solidão é importante para se alcançar a iluminação. Pesquisas recentes explicam melhor a razão disso: uma das vantagens da insociabilidade é o estado de relaxamento mental ativo. "Tudo indica, portanto, que é preciso que haja algum desenvolvimento da capacidade de ficar sozinho não apenas para que o cérebro funcione no seu máximo, como também para que o indivíduo realize seu potencial mais elevado." (Storr, 2011, p. 67).

Ainda assim, há uma linha tênue entre uma solidão útil e um isolamento perigoso. Parar de se importar com os outros e cortar totalmente o contato com as pessoas pode levar a um problema mais sério. Ou seja, a recomendação dos especialistas é sempre manter o equilíbrio e procurar ajuda se perceber que o comportamento antissocial causa prejuízos.

Um dos primeiros autores a considerar positivamente a solidão foi o filósofo Arthur Schopenhauer, na obra *Aforismos para a sabedoria de vida* (2017). Schopenhauer argumenta que a busca pela sociabilidade é uma fraqueza humana e elenca inúmeros benefícios da solidão. Classifica a vida social como mesquinha, restritiva da liberdade, da criatividade, enfadonha e mesmo improdutiva. O primeiro benefício da solidão é a possibilidade de autoconhecimento:

> Antes de mais nada, toda a sociedade exige necessariamente uma acomodação mútua e uma temperatura; por conseguinte, quanto mais numerosa, tanto mais enfadonha será. Cada um só pode *ser ele mesmo*, inteiramente, apenas pelo tempo em que estiver sozinho. Quem, portanto, não ama a solidão, também não ama a liberdade: apenas quando se está só é que se está livre (Schopenhauer, 2017, p.156).

Schopenhauer afirma também que a vida social sufoca a individualidade e mata a singularidade do ser. A coerção é a companheira inseparável de toda a sociedade que ainda exige sacrifícios tão mais difíceis quanto mais significativa for a própria individualidade. A solidão é apontada como uma chave para se vivenciar e experimentar todas as virtudes e vícios de si mesmo, sem julgamentos. "Dessa forma, cada um fugirá, suportará ou amará a solidão na proporção exata do valor da sua personalidade. Pois, na solidão, o indivíduo mesquinho sente toda a sua mesquinhez, o grande espírito, toda a sua grandeza; numa palavra: cada um sente o que é" (Schopenhauer, 2017, p.156).

Na solidão, o sujeito entra em contato consigo mesmo e experimenta a sua própria essência. A vivência da essência de si mesmo não é possível em face do outro. "A solidão é a sorte de todos os espíritos excepcionais: haverá por vezes de lamentá-la, mas sempre irão escolhê-la como o menor dos dois males" (Schopenhauer, 2017, p. 168). "O que torna as pessoas pessoa sociáveis é que, por outro lado, a sua incapacidade de suportar a solidão e a si próprio nela" (Schopenhauer, 2017, p. 160).

Na perspectiva de Schopenhauer, a solidão é um tesouro a ser conquistado e valorizado pelo solitário. "Por conseguinte, quem faz a tempo a amizade com a solidão, sim, quem aprendeu a amá-la, adquiriu uma mina de ouro. Mas de maneira alguma são todos capazes de fazê-lo" (Schopenhauer, 2017, p. 163). Segundo o pensador:

> A solidão concede ao homem intelectualmente superior uma vantagem dupla: primeiro, a de estar só consigo mesmo; segundo a de não estar com os outros. Esta última será altamente apreciada se pensarmos em quanta coerção, quanto dano e até mesmo quanto perigo toda a convivência social traz consigo (Schopenhauer, 2017, p. 163).
>
> Disso resulta, portanto, que o amor a solidão não surge, diretamente e como impulso primordial, mas que principalmente nos espíritos mais nobres, se desenvolve de maneira indireta, aos poucos, e não sem uma superação do impulso de sociabilidade, sim, sob a ocasional oposição da insinuação mefistofélica (Schopenhauer, 2017, p. 163).

O homem comum do senso comum vive em comunidade, mergulhado no espírito da tribo, da família e da sociedade. Viver para o outro, agradar o outro é o seu objetivo principal de vida. O homem criativo caminha na direção contrária. "Por exemplo, muitos dos maiores pensadores do mundo não construíram família nem estabeleceram vínculos estreitos.

Essa afirmação é verdadeira no que diz respeito a Descartes, Newton, Locke, Pascal, Leibniz, Schopenhauer, Kant, Nietzsche, Kierkegaard e Wittgenstein" (Storr, 2011, p. 9).

De modo geral, a capacidade e a habilidade de criar, ter e manter relacionamentos humanos saudáveis e duradouros estão relacionadas com a saúde mental do sujeito. No entanto, a coragem de ficar só e consigo mesmo não é menos importante como preditor de saúde física, mental e espiritual. "A capacidade de ficar sozinho passa então a estar ligada a descoberta e a realização de si, a conscientização de nossos mais profundos sentimentos, impulsos e necessidades" (Storr, 2011, p. 55).

14.3 Modelos de Prevenção em Saúde Mental

14.3.1 Modelo psiquiátrico

Gerald Caplan, autor da obra *Princípios da Psiquiatria Preventiva* (1980), desenvolveu um modelo de Saúde Mental Comunitária baseado na prevenção, cujos princípios gerais norteiam os programas de prevenção da Organização Mundial da Saúde – OMS.

A perspectiva da prevenção parece mais adequada para o enfretamento do surto coletivo de saúde mental. Esse modelo de saúde mental se ampara em três tipos de prevenção: primária, secundária e terciária.

A Psicologia Preventiva, baseada no modelo de Caplan (1980), destina-se a reduzir a incidência de distúrbios mentais de todos os tipos em uma comunidade; diminuir a duração de um número significativo desses distúrbios que efetivamente ocorrem e prevenir ainda a deterioração do indivíduo, capaz de resultar desses distúrbios. Nessa definição, estão inclusos os três tipos de prevenção referidos a seguir:

Prevenção Primária - É um conceito comunitário de saúde mental, o qual envolve a redução da taxa de ocorrências de novos casos de distúrbios mentais, em uma população, durante um determinado período. Busca diminuir os agentes etiológicos, os fatores de risco, o aumento da resistência do hospedeiro ou a interferência com o modo de transmissão da doença e ainda na erradicação de agentes estressantes. Kaplan e Sadock (1990, p. 120) ressaltam: "O objetivo da prevenção primária consiste na equilibração das formas para levar a um ajustamento saudável do indivíduo de acordo com o ecossistema de vida da comunidade." Por sua vez, Caplan (1980) destaca duas formas de abordagens de prevenção primária: a ação social e a ação interpessoal. A ação social tem por finalidade equipar a comunidade, de tal maneira que se torne capaz de prover os suprimentos indispensáveis para satisfazer as necessidades de seus membros e oferecer assistência àqueles que enfrentam situações de crises.

Nesse aspecto, o ponto inicial é fazer um levantamento detalhado dos recursos humanos e materiais existentes na comunidade, os quais servem de apoio para os membros que se encontram em crise de saúde mental. Nesse levantamento, pode-se incluir, além de médicos, psicólogos, educadores, líderes comunitários, líderes espirituais, conselheiros etc.

A ação interpessoal se refere ao modo como os indivíduos de uma comunidade se percebem, se valorizam e se relacionam, de modo que satisfaçam seus respectivos papéis sociais e suas necessidades afetivas. Nesse plano, é de fundamental importância o acolhimento familiar e comunitário dos mais necessitados e sofridos.

Tanto a ação social quanto a ação interpessoal têm por objetivo criar uma rede de solidariedade e apoio para assegurar o suprimento das necessidades básicas do indivíduo e promover a superação saudável das crises que acometem as pessoas nas diferentes fases da vida. O indivíduo não enfrenta a crise sozinho. Nessa tarefa, é ajudado – ou dificultado – por aqueles que o cercam e pelos recursos de que dispõe.

Crises vitais como a adolescência e a meia idade por exemplo, e seu significado na Prevenção Primária - Durante o processo de desenvolvimento, como a adolescência e a meia idade, por exemplo, as pessoas experimentam mudanças específicas e, algumas vezes, bruscas, as quais afetam a sua homeostasia. A crise é decorrente de um desequilíbrio entre o alto significado e a dificuldade do problema, de um lado, e os recursos imediatamente disponíveis para resolvê-lo, por outro. Quando recursos superam as necessidades, o prognóstico é bom.

Caplan (1964) realça dois caminhos para o desfecho das crises: o primeiro consiste em identificar e, se possível, antecipar-se a circunstâncias desencadeadoras de crises, tentando modificá-las a fim de diminuir o seu impacto sobre a população. O segundo caminho se refere às providências relacionadas com os serviços oferecidos àqueles que estão enfrentando a crise, os quais lhes sirvam de suporte para uma melhor superação.

O desfecho da crise dependerá ainda da influência da família e dos membros-chave da comunidade. A família, em diferentes graus, é sempre envolvida na crise de um indivíduo, de sorte que seu papel no desfecho da crise está associado com o apoio que possa dar ao paciente na escolha dos modos de enfrentamento da crise em consonância com as tradições culturais, crenças, ideologias, valores e necessidades atuais do grupo. A fim de atingir esse objetivo, a família deverá ser preparada para o enfrentamento dos seus próprios problemas na comunidade – e, nessa tarefa, o papel do psicólogo clínico é determinante.

Quando a tensão produzida pela crise atinge o seu clímax, o indivíduo também poderá solicitar ajuda e recebê-la dos membros-chave da sua comunidade, líderes formadores de opinião, educadores, clérigos da sua religião etc. Em termos concretos, a Prevenção Primária atua na identificação e encaminhamento dos problemas e transtornos mentais observados na população de uma determinada comunidade: empresa, escola, bairro, igreja, sindicato etc.

Prevenção Secundária - É o programa de saúde mental comunitária que visa a diminuir a taxa de incidência dos distúrbios mentais na comunidade, reduzindo, consequentemente, a sua prevalência nas chamadas populações de risco. Pode ser definida ainda "[...] como a identificação precoce e pronto tratamento de uma doença ou distúrbios, com o objetivo de reduzir a prevalência (número total de casos existentes) da condição, pelo encurtamento da sua duração" (Kaplan; Sadock, 1990, p. 121). Uma abordagem eficiente na prevenção secundária é o diagnóstico precoce. Com ele, reduz-se a taxa de casos novos e aperfeiçoa-se o tratamento dos casos já existentes.

A prevenção secundária inclui a prevenção primária. Os programas de prevenção secundária devem atender às técnicas de diagnóstico precoce e terapia, mas também a maximização dos recursos profissionais disponíveis para que o número de doenças tenha uma queda significativa. Por isso, o foco de atuação do psicólogo não é só o doente, mas os membros da comunidade. Os principais esforços são dirigidos aos que têm bons prognósticos de tratamento e recuperação. A prevenção secundária pressupõe a existência e a implementação da prevenção primária.

A prevenção secundária pode se utilizar ainda dos seguintes recursos na sua implementação: educação do público-alvo, por meio da comunicação de massa; fornecimento de informações de psico-higiene à comunidade, a fim de facilitar a procura de ajuda especializada e diminuir a prevalência do estigma sobre o doente; diminuição da burocracia institucional para aproximá-la da comunidade etc.

Prevenção Terciária - Essa prevenção está voltada para os indivíduos em fase de recuperação, reforçando-os psicologicamente, com o propósito de levá-los à utilização de todo o seu potencial de recuperação e reintegração à vida comunitária. "O objetivo da prevenção terciária consiste em reduzir a prevalência de defeitos nas incapacidades residuais devidas à doença ou distúrbios" (Kaplan; Sadock, 1990, p. 121).

A prevenção terciária pressupõe a existência das outras duas, primária e secundária. Essa prevenção, porém, pode voltar-se para o atendimento do doente ou para a otimização das instituições responsáveis pelo seu atendimento, minimizando-se as consequências da internação, encurtando-a o máximo possível e abrindo a instituição à fiscalização da comunidade. Finalmente, preparando a família e a comunidade para receber o seu paciente após a alta.

A comunidade deve aumentar o conhecimento a respeito dos distúrbios mentais, suas possíveis causas e consequências, e orientar as famílias dos ex-pacientes a fim de que mantenham uma atmosfera adequada à reintegração da pessoa que se encontra em processo de recuperação.

A fim de melhor implementar um programa de prevenção, nos três níveis apontados por Caplan (1980), o psicólogo deve adquirir conhecimentos sobre questões sociais, políticas de saúde pública e administrativas, de sorte que possa planejar e desenvolver programas de psicologia comunitária que focalizam não só os indivíduos, mas toda a comunidade, coordenando e associando as atividades da Psicologia com outras atividades profissionais numa visão multidisciplinar que envolva os aspectos psicológicos, sanitários, jurídicos, educacionais, sociais etc.

O modelo de Gerard Caplan deve ser combinado com aquele estabelecido na proposta de saúde mental comunitária do psicólogo argentino José Bleger (1989). Bleger desenvolveu um modelo atuação em saúde mental exposto em seu livro *Psico-Higiene e Psicologia Institucional*, que vem sendo amplamente utilizado na Psicologia Comunitária e nos movimentos de saúde mental latino-americanos. Nessa obra, Bleger (1989) procura dar um novo enfoque à prática da Psicologia. Segundo ele:

> Enfocada desta maneira, a psicologia tem que se inserir e penetrar cada vez mais na realidade social e em círculos mais amplos, incluindo o estudo dos grupos, das instituições e da comunidade,

> tanto como problemas sociais nacionais e internacionais de todo, já que a dimensão psicológica se faz presente em tudo, posto que em tudo o ser humano intervém (Bleger, 1989, p. 16).

14.3.2 Modelo Psicológico de José Bleger

José Bleger (1989) apresenta os seguintes objetivos para o seu modelo de intervenção comunitária, chamado de Psico-Higiene e Análise Institucional:

1. fazer algo pelo mental;
2. realizar o psicodiagnóstico das doenças mentais;
3. efetuar a profilaxia das doenças mentais;
4. reabilitar os doentes mentais;
5. melhorar o nível de saúde da população, levando ao desenvolvimento total do ser humano.

Ademais, Bleger (1989) tenta aplicar à comunidade um modelo clínico, o qual ele denomina técnica de enquadramento psicanalítico. Essa seria a técnica de abordagem do psicólogo na comunidade:

1. observação de acontecimentos e seus detalhes, com a continuidade ou sucessão em que eles se dão;
2. compreensão do significado dos acontecimentos e da forma como se relacionam ou integram;
3. inclui os resultados da dita compreensão, no momento oportuno em forma de interpretação, assinalamento ou reflexão;
4. considerar o passo anterior como uma hipótese que, ao ser emitida, inclui-se como variável, e o registro de seu efeito - tal como no passo A - leva a uma verificação, ratificação, correção, reiniciar o processo no passo B, como uma interação permanente entre observação, compreensão e ação (Bleger, 1989. p. 47).

14.4 A resiliência na Psicologia

Na passagem da década de 1970 para 1980, pesquisadores americanos e ingleses voltaram suas atenções para o fenômeno das pessoas que permaneciam saudáveis, apesar de expostas a severas adversidades. Classificaram, inicialmente, essas pessoas como invulneráveis; o fenômeno classificado como invulnerabilidade, mais tarde seria rebatizado como "resiliência".

O conceito de resiliência nasce da Física e parece estar relacionado com a resistência dos materiais. Há anos, físicos e engenheiros empregam a noção de resiliência para calcular a quantidade máxima de energia que um dado material pode absorver ao ser submetido a determinado impacto, deformando-se sem se romper e voltando, posteriormente, à forma primitiva. Tal noção associa-se ao limite de elasticidade do material. Há cerca de 20 anos, a Psicologia apropriou-se desse termo para, de certa forma, representar o quanto as pessoas e comunidades podem suportar de pressão, sem, contudo, desenvolver doenças irreversíveis e comprometer a própria vida (Graham, 2013). Mais recentemente, a Neurociência, por intermédio das pesquisas de Louis Cozolino (2013), passou a considerar a resiliência como sinônimo de vitalidade.

Na Psicologia, a resiliência pode ser compreendida como o impulso ou a vitalidade para continuar vivendo depois de um trauma. Esse termo também pode se referir à vitalidade e às estratégias inatas e adquiridas de superação para voltar à vida após um grande sofrimento, a fim de superar o sofrimento causado pelo trauma (Cirulnik, 2005; Stern, 2007).

Resiliência é um termo precioso para aqueles que vivenciam o complexo cultural. Mais recentemente, começou-se a utilizar o termo *resiliência* também como sinônimo de superação. A resiliência foi igualmente objeto de estudos e pesquisas de Carl Gustav Jung. A maneira como cada um enfrenta as dificuldades e os desafios do cotidiano revelam, em grande parte, aspectos do seu *si-mesmo*. Isso é mais um fator indicador de que o inconsciente, para Jung, é uma fonte de criatividade e potencialidade, e não apenas um depositário dos conteúdos reprimidos, de imagens e vivências dolorosas cercadas pelos mecanismos de defesa do ego. Do inconsciente surgem os impulsos que tomam forma, de acordo com o espaço, o tempo e a cultura de uma pessoa (Ramos; Machado, 2006).

John Hillman (1997) analisa algumas personalidades que passaram por grandes tragédias e transformaram o sofrimento pessoal em energia e fonte de superação. Essas pessoas conseguiram apresentar um forte impulso para a superação e a própria vida. Segundo Hillman, isso pode ser uma característica intrínseca de algumas personalidades e, quem sabe, da própria pessoa humana. Hilman se opõe ao fatalismo. O sujeito pode mudar sua biografia a qualquer momento da sua existência.

Tragédia – pessoal, familiar e mesmo grupal –, portanto, não é destino (Hillman, 1997, 2010).

Dentre as características biológicas da resiliência, destacam-se a maior adaptabilidade e a capacidade de enfrentamento do estresse, a partir do funcionamento do eixo HPA, especialmente pela produção e modulação do cortisol frente a uma situação estressante. Essa resposta ao estresse também é regulada pela produção de dopamina, serotonina, norepinefrina, entre outros neurotransmissores. O resultado desse processo é a vitalidade elevada evidenciada por pessoas resilientes (Feder *et al.*, 2010; Cozolino, 2013).

Quanto às características de personalidade que contribuem para a resiliência, sobressaem as emoções positivas frente à vida, a inteligência pessoal centrada na solução de problemas concretos para a sobrevivência, bem como a capacidade de criar e manter redes de solidariedade em torno de si. Ademais, a resiliência aponta para a necessidade de se pertencer a redes de solidariedade. Pessoas resilientes são solidárias. E talvez por isso recebam mais solidariedade do que outras nas mesmas circunstâncias adversas (Faber; Mayer, 2010).

Emoções positivas são essenciais, tanto para a produção de felicidade duradoura quanto para reforçar enfrentamento e resistência em face da adversidade. No entanto, pouca pesquisa empírica atual se relaciona diretamente com essa noção. Estudos futuros devem explorar o quanto as intervenções produtoras de bem-estar podem aumentar a resiliência, produzindo emoções, interpretações e experiências positivas. "É nossa esperança que os resultados dos estudos futuros elucidem a complexidade das atividades intencionais positivas e forneçam *insights* sobre como essas intervenções podem ajudar a aumentar/promover a felicidade e resiliência psicológica em populações saudáveis, estressadas e enfermas" (Lyubomirsky; Porta, 2013, p. 459).

A resiliência tanto pode ser inata quanto adquirida. A resiliência pode ser promovida, desenvolvida e ensinada (Graham, 2013). Existem várias formas de resiliência e há resiliência para inúmeras finalidades (Luthar; Cicchetti, 2000). A resiliência é a arte de aplicar a vitalidade para enfrentar a adversidade, em qualquer momento da fase do ciclo de desenvolvimento da vida humana (Sheehy, 1980; Sabbag, 2013).

Além da resiliência como qualidade pessoal na crise de saúde mental, deve-se considerar também a resiliência comunitária como fator determinante no enfretamento e dissolução de crises envolvendo a emergência de quadros de transtornos mentais individuais ou coletivos.

14.5 Resiliência comunitária

Os estudos e as pesquisas sobre resiliência, focalizados geralmente no sujeito, deslocam seu eixo, pouco a pouco, para a resiliência comunitária. Comunidades resilientes são aquelas que possibilitam a sobrevivência dos seus membros, em meio às dificuldades, e estabelecem trajetórias de desenvolvimento sustentável. Parecem empregar três etapas bem centradas antes de pensar nos recursos externos. Primeiro, a comunidade descobre seus ativos, seu capital humano existente ou faz o *mapa* deles. Esse passo, muitas vezes, envolve o uso de ferramentas desenvolvidas localmente, tais como o mapeamento dos estoques de habilidades do capital humano. Os ativos levam em conta os recursos naturais disponíveis e o capital humano existente. Pressupõe também a capacidade de localizar fontes externas de recursos disponíveis no entorno da própria comunidade (Kretzmann, 2010).

Em seguida, as comunidades se tornam conscientes da sua gama de recursos e começam a conectá-los para fins produtivos (por exemplo, as habilidades dos indivíduos, que podem ser aproveitadas em associações ou instituições locais para a construção de relacionamentos ou redes sociais locais com possibilidades econômicas, ou instituições com o potencial de desenvolvimento econômico de recursos disponíveis). Trata-se de inserir a comunidade numa teia de redes sociais mais ampla, com o objetivo de incluir a comunidade na sociedade como um todo.

Em tese, as comunidades resilientes aproveitam seus recursos vinculados a uma visão convincente e voltada para a sobrevivência no futuro. A capacidade de planejamento estratégico determina o sucesso ou o fracasso de uma comunidade perante os desafios impostos pelo mundo contemporâneo. Comunidades resilientes costumam planejar para o futuro, seus projetos têm em vista a geração atual e as futuras gerações (Kretzmann, 2010).

Um modo de compreender a resiliência de uma comunidade é conhecer a sua história. Toda comunidade é definida por sua história única, reveladora da sua cultura e capacidade de resistência e superação, à medida que a história e os valores são compartilhados. "Todo relato é uma defesa, uma legítima defesa" (Cyrulnik, 2009, p. 11). As comunidades mais criativas encontram maneiras de compreender e celebrar seu passado. Nas vitórias de superação do passado, a comunidade encontra energia para enfrentar os desafios do presente e se prepara para o futuro.

A história da resiliência da comunidade geralmente é passada aos mais jovens pelos sábios da comunidade. "Todo relato é um projeto de libertação" (Cyrulnik, 2009, p. 11). São eles que reúnem a história de superação da comunidade e a transmitem para os demais, especialmente as crianças e os jovens. "Um relato não é a volta ao passado, é uma reconciliação com a própria história. Monta-se uma imagem, dá-se coerência aos acontecimentos como se sarássemos de uma injusta ferida" (Cyrulnik, 2009, p. 112). Todo esse processo é concebido, inconscientemente, para garantir a sobrevivência da comunidade, a fim de projetar um futuro promissor. Na história de superação, todos se sentem participantes das vitórias da comunidade. Todo o processo, obviamente, foi arquitetado para projetar um futuro no qual os moradores vislumbram que é possível continuar lutando.

Aqueles que atuam em resiliência comunitária apresentam duas vertentes de compreensão do fenômeno: aquela focalizada em vetores advindos da concepção de resiliência como resistência ao estresse e a que preconiza a resistência e a superação como fatores de resiliência.

> A diferença de concepções de resiliência traz consequências importantes para os projetos de intervenção social que utilizam o conceito. Os projetos advindos da concepção de resistência ao estresse objetivam proporcionar essa resistência ao máximo de pessoas possível e, para isso, potencializam os fatores de proteção e tentam minorar a ação dos fatores de risco. Esses projetos visam a conseguir um máximo de pessoas competentes e bem adaptadas que não se abalem diante das adversidades. Seus objetivos não estão voltados para os que já sucumbiram intentando recuperá-los. Por outro lado, projetos de resiliência baseados em concepções de recuperação e superação já se voltam aos que se mostram mais fragilizados diante de adversidades, com objetivos de fortalecê-los, recuperá-los e torná-los mais fortes (Brandão; Mahfoud; Nascimento, 2011, p. 269).

Na observação de sujeitos e grupos traumatizados, têm sido empregados os chamados Fatores Positivos Preditores de Resiliência de Martha Kent e Mary C. Davis (Kent *et al.*, 2010, p. 429). O modelo foi aplicado com sucesso na observação e recuperação de neuróticos da Segunda Guerra Mundial, sobreviventes da Guerra da Coreia e veteranos da Guerra do Vietnã. Foi traduzido e adaptado por este pesquisador para adoção nesta pesquisa. O modelo propõe a observação e a avaliação dos dados seguintes:

1. Emoções positivas: otimismo, esperança, bom humor para rever as opções, os resultados positivos, ter a capacidade de rir de si mesmo;
2. Controle: *locus* de controle, autoestima e orgulho, autocontrole, desafio, compromisso com o autocontrole sobre fatores estressores;
3. Engajamento: enfrentar o medo focalizado na área emocional. Atitude contra esquiva de enfrentamento. Atitude contra a passividade de enfrentamento, como se comportar em situações adversas, enfrentar o medo, capacidade de deixar a zona de conforto e de lidar com o estresse;
4. Significado e valor na adversidade: crescimento pós-traumático, aprender com a crise e encontrar benefícios na adversidade;
5. Flexibilidade cognitiva: explicações alternativas, redesenho positivo, aceitação dos problemas, compreender que os problemas são temporais e limitados;
6. Crescimento pós-traumático: aprender com a crise, ressignificar a vida após o trauma, encontrar benefícios na adversidade; atitude de altruísmo: solidariedade, sentimento de utilidade, missão de vida, empatia e compaixão;
7. Espiritualidade: sustentação para o entendimento da tragédia, isto é, buscar sentido na tragédia, como bússola moral;
8. Treinamento: experiência anterior de trauma, estresse inoculado – utilizar as experiências com os traumas anteriores para o enfrentamento da realidade.

O conceito de resiliência na Psicologia, de modo geral, reporta-se à capacidade que o sujeito apresenta para se recuperar de abalos sofridos. Tem mais a ver com o conceito físico da elasticidade do que propriamente de resiliência, porque a elasticidade seria a característica dos materiais de se deformarem e voltarem à sua forma original após o fim da causa da deformação (Kent *et al.*, 2010).

14.6 A inteligência coletiva

A pandemia trouxe o isolamento social e com ele veio também o *home office*, o trabalho em casa. Na verdade, no Brasil o trabalho presencial foi simplesmente transferido para o metaverso sem nenhum treinamento dos profissionais e sem nenhuma tecnologia, posto que até mesmo computadores e a rede de dados usados, em sua maioria, foram aqueles de propriedade dos próprios empregados.

O que este pesquisador observou, em sua investigação, demonstra uma capacidade imensa de articulação e cooperação entre os profissionais das empresas e universidades, entre professores e alunos para superar os entraves naturais do uso da tecnologia; todavia, sobrou resiliência e faltou inteligência coletiva. O conceito de Inteligência Coletiva de Pierre Lévy ressalta o poder da inteligência coletiva, potencializada pelas tecnologias digitais e pela internet. Essa conexão, inclusive, permite uma interação virtual entre pessoas e seus conhecimentos.

Nessa concepção, nada é mais precioso do que o ser humano. O filósofo e sociólogo francês Pierre Lévy é o principal responsável pela construção e disseminação do conceito. Segundo ele, a inteligência coletiva é o conjunto de saberes compartilhados pela memória, pela percepção e pela imaginação, resultando na aprendizagem coletiva e na troca de conhecimentos.

Esse termo parte do princípio básico de que todo ser humano tem algum conhecimento, mas nenhum ser humano possui todo o conhecimento. Dessa forma, a sociedade como um todo se fortalece quando cada indivíduo encontra um meio de compartilhar aquilo que sabe com os seus semelhantes. Quando os saberes de cada um se juntam, forma-se o capital intelectual coletivo.

Assim, a inteligência coletiva é toda forma de pensar e compartilhar os seus conhecimentos através de recursos mecânicos como a internet. Nesse exemplo, podemos considerar o *site* Wikipédia, o qual tem conteúdos construídos pelos próprios usuários que interagem e acessam a página.

> Nada é mais precioso que o humano. Ele é a fonte das outras riquezas, critério e portador vivo de todo valor. Que bem seria esse que não fosse saboreado, apreciado ou imaginado por nenhum outro membro de nossa espécie? Os seres humanos são, ao mesmo tempo, a condição necessária do universo e o supérfluo que lhe confere

> seu preço, compõem o solo da existência e o extremo de seu luxo: inteligências, emoções, envoltórios frágeis e protetores do mundo, sem os quais tudo voltaria ao nada. É por isso que defendemos que é preciso ser economista do humano, que é bom cultivá-lo, valorizá-lo, variá-lo e multiplicá-lo, e não esbanjá-lo, destruí-lo, esquecê-lo, deixá-lo morrer por falta de cuidados e de reconhecimento. Mas não podemos permanecer no plano da enunciação de seus princípios. É necessário igualmente forjar instrumentos – conceitos, métodos, técnicas – que tornem sensível, mensurável, organizável, em suma, praticável o progresso em direção a uma economia do humano" (Lévy, 2000, p. 47).

O conceito de inteligência coletiva foi criado com base em alguns debates realizados por Pierre Lévy relacionados às tecnologias da inteligência. Caracteriza-se pela nova forma de pensamento sustentável, através de conexões sociais que se tornam viáveis pela utilização das redes abertas de computação da internet.

A inteligência coletiva parte do pressuposto do respeito e da valorização da pessoa humana no espaço virtual. O espaço virtual compartilhado é o campo de ação da inteligência coletiva. Nesse espaço virtual, cria-se o espaço do saber com a conexão entre as pessoas e a troca de conhecimento e experiência em função das habilidades de cada um. Esse espaço transforma-se, assim, no espaço do saber:

> Constituir o Espaço do saber seria, em especial, dotar-se dos instrumentos institucionais, técnicos e conceituais para tornar a informação "navegável", para que cada um possa orientar-se e reconhecer os outros em função dos interesses, competências, projetos, meios, identidades recíprocas no novo espaço. (Lévy, 2000, p. 25).
> [...] o Espaço do saber incita reinventar o laço social em torno o aprendizado recíproco, da sinergia das competências, da imaginação e da inteligência coletivas (Lévy, 2000, p. 26).

O sujeito entra nesse espaço virtual não apenas com a sua competência, mas essencialmente com a sua dignidade humana. Lévy parte do pressuposto de que o espaço virtual do trabalho é um espaço sem compaixão, sem misericórdia, posto ser o espaço essencial do capitalismo. O conceito de inteligência coletiva torna-se, acima de tudo, uma proposta de humanização desse espaço do metaverso. "Mesmo que esteja desempregado, que não tenha dinheiro, não possua diploma, mesmo que more num subúrbio, mesmo que não saiba ler, nem por isso sou 'nulo' [...] todos os seres humanos têm direto ao reconhecimento de uma identidade de saber" (Lévy, 2000, p. 28).

> A inteligência coletiva visa a tornar o saber a base principal, a infraestrutura das relações humanas. Ela só poderá de fato ocorrer em um determinado espaço, o qual Lévy (2003) nomeia como Espaço do saber. Nesse, as relações humanas são baseadas na valorização dos sujeitos e de suas habilidades.(Scimago, 2014)

Na verdade, as tecnologias da inteligência são representadas especialmente pelas linguagens, os sistemas de signos, recursos lógicos e pelos instrumentos dos quais nos servimos. Todo nosso funcionamento intelectual é induzido por essas representações. Segundo Pierre Lévy, os seres humanos são incapazes de pensar só e sem o auxílio de qualquer ferramenta: "[...] a base e o objetivo da inteligência coletiva são o reconhecimento e o enriquecimento mútuos das pessoas, e não o culto de comunidades fetichizadas ou hipostasiadas" (Lévy, 2000, p. 29).

Lévy continua:

> [a inteligência coletiva é] uma inteligência distribuída por toda parte: tal é nosso axioma inicial. Ninguém sabe tudo, todos sabem alguma coisa, todo o saber está na humanidade. Não existe nenhum reservatório de conhecimento transcendente, e o saber não é nada além do que o que as pessoas sabem. (Lévy, 2000, p. 29).

De acordo com as pesquisas de Pierre Lévy, é correto dizer que a inteligência coletiva pode ser subdividida em três áreas: a inteligência técnica, a inteligência conceitual e a inteligência emocional (Marques, 2021).

A inteligência técnica consiste na compreensão dos objetos e do mundo concreto, como é o caso da engenharia — área do saber que planeja, projeta, constrói e reconstrói o mundo. A inteligência conceitual, por sua vez, corresponde à compreensão de conceitos abstratos, mas que também impactam a vida, como é o caso das artes e da matemática. Por fim, a inteligência emocional engloba a compreensão e a administração dos sentimentos — o que permite que relações humanas sejam construídas com base na confiança, no direito, na moral e na ética. Isto é "como tornar evidente para todos que o outro é um portador único de savoir-faire e de criatividade" (Lévy, 2000, p. 55).

Argumenta ainda Lévy:

> Só pode existir grupo orgânico se cada um dos seus membros sabe o nome dos outros [...] apela-se às tecnologias políticas de transcendência à medida que o grupo se torna demasiado numeroso para que os indivíduos se conheçam por seu nome e possam compreender em tempo real o que fazem juntos (Lévy, 2000, p. 55).

A inteligência coletiva busca construir um espaço colaborativo, no mundo virtual, por intermédio da conexão das mentes individuais mediadas pela tecnologia da informação. A rede que se construiu no isolamento social da pandemia é um exemplo da capacidade que a pessoa humana apresenta de superar entraves para alcançar seus objetivos. Intuitivamente, o que se presenciou foi a operacionalidade da inteligência coletiva por aqueles que nem mesmo sabiam da existência desse conceito.

14.7 A inteligência emocional

A inteligência emocional pode ter um efeito surpreendentemente poderoso em nossas vidas, desde nossa capacidade de promover relacionamentos de longo prazo com amigos e parceiros românticos até se somos capazes de ter sucesso na escola e buscar um trabalho que nos dê um senso de propósito. Neste texto, consideram-se quatro elementos-chave da inteligência emocional, capazes de levar a descobrir alguns exemplos negativos e positivos da vida real de cada um. Mais importante ainda, essa abordagem possibilita a reflexão sobre hábitos e habilidades que se pode praticar para melhorar os relacionamentos, cultivando uma maior inteligência emocional.

A inteligência emocional é a capacidade de reconhecer, compreender e gerir as próprias emoções, bem como ser capaz de compreender e influenciar as emoções dos outros. Envolve estar ciente de que as emoções impulsionam os comportamentos e impactam as pessoas de forma positiva ou negativa.

Embora a inteligência emocional possa parecer um conceito vago ou complexo, existem maneiras específicas de desenvolver essa habilidade. Reservar um tempo para aprimorar e desenvolver essas habilidades pode ajudar a pessoa a se tornar melhor na construção de relacionamentos e na realização de tarefas compartilhadas.

A emoção desencadeada por determinado estímulo dá origem a programas de ações diferentes, conforme o tipo de emoção, as quais provocam alterações no rosto, no corpo ou no sistema endócrino (estratégias ativas). O corar de um rosto, a tensão muscular, a aceleração do ritmo cardíaco ou o aumento da secreção de determinado hormônio são exemplos dessas alterações fisiológicas. Damásio destaca o valor adaptativo das emoções e de sua função na interação social, propondo uma classificação em três tipos de emoções: de fundo (emoções mais vagas, como o entusiasmo e o desencorajamento), primárias (mais pontuais, como a tristeza, o medo, a raiva ou a alegria) e sociais (resultantes de um contexto sociocultural – como a empatia, a compaixão, a vergonha ou o orgulho) (Goleman, 1995).

As emoções básicas (alegria, tristeza, medo, raiva, surpresa e repugnância) são consideradas universais, pois são reconhecidas por meio da expressão facial. Seu contágio pode atuar, entre os membros de um grupo social, como um potencial catalisador de comportamentos coletivos, como demonstrado pelos protestos e manifestações que recentemente sacudiram todo o Brasil. Num de seus mais fascinantes e polêmicos livros, Damásio evoca o exemplo instigante de Espinosa, o qual, numa época de grande intolerância e obscurantismo, no século XVII, ousou defender a liberdade da mente humana, integrada aos seus contextos naturais e sociais, de sorte a suplantar, numa democracia, "[...] o lado escuro das emoções sociais que se exprimem no tribalismo, racismo, tirania e fanatismo religioso" (Damasio, 2003, p. 289).

A inteligência emocional consiste em amar a pessoa adequada, na intensidade necessária e no tempo apropriado. Para isso, é preciso conhecer as próprias emoções e estar em conexão com elas; pressupõe aprender a lidar com as próprias emoções e sentimentos, independentemente de serem positivos ou negativos. Integrá-los na própria consciência. Motivar-se para desenvolver o autocontrole. Aprender a modular as emoções e sentimentos. Desenvolver a habilidade dos neurônios-espelho, isto é, a capacidade de reconhecer as emoções no outro: a empatia. Ler no rosto do outro o que o outro está sentindo (Goleman, 1995). A base da inteligência emocional é a comunicação não-violenta, e a sua prática consiste em construir e viver em redes de relacionamentos e solidariedade.

No princípio, a Psicologia Comunitária, segundo o modelo de Saúde Mental norte-americano, correspondia à prática da clínica na comunidade voltada para o atendimento de psicóticos neuróticos, perversos, drogadictos, alcoólicos etc. Posteriormente, verificou-se que a aplicação de recursos de saúde pública à comunidade, melhorando a qualidade de vida dos seus membros, diminuía os casos de incidência das crises, de modo que o movimento fez uma opção pelo modelo de prevenção. Isto é, atender o indivíduo antes que ele desenvolva dificuldades mais graves é importante, e as clínicas comunitárias voltadas para o atendimento sem internação foram o melhor caminho encontrado para o desenvolvimento desse modelo.

Assim, passou-se a aplicar o conceito de prevenção, antecipando-se à emergência da crise de saúde mental. Aqui parece que passou a valer a máxima: "Prevenir é melhor do que remediar" (*ad tempora*). A prevenção atua, portanto, em todas as fases do processo do encaminhamento, passando do diagnóstico à intervenção.

14.8 Considerações finais

Na reinterpretação das considerações finais sobre o impacto da pandemia de COVID-19 na saúde mental, integrando a neurociência com a Psicologia Analítica de Carl Gustav Jung, abre-se um caminho inovador para a compreensão da mente humana em tempos de crise. Essa abordagem híbrida oferece uma perspectiva única, combinando insights sobre a estrutura e função cerebral com o profundo entendimento simbólico e processual da psique proposto por Jung.

Através da neurociência, compreendemos como o estresse prolongado, como o experimentado durante a pandemia e o isolamento social, pode afetar o cérebro, alterando a função de sistemas neurais chave, como o eixo hipotálamo-pituitária-adrenal (HPA), e levando a mudanças na regulação emocional, na cognição e no comportamento. Estas alterações podem predispor ou exacerbar transtornos mentais como depressão, ansiedade, e síndrome do estresse pós-traumático, refletindo um desequilíbrio neuroquímico e estrutural no cérebro.

Simultaneamente, a Psicologia Analítica de Jung oferece uma interpretação simbólica dessas manifestações, vendo-as não apenas como desordens a serem corrigidas, mas como expressões significativas de um processo psíquico mais profundo que busca equilíbrio e integração. Transtornos mentais, sob esta luz, são entendidos como sinais de que a psique está em um processo de transformação, chamando a atenção para áreas de conflito interno, necessidades não atendidas, e aspectos da personalidade que foram negligenciados ou reprimidos.

A integração da neurociência com a Psicologia Analítica proporciona uma abordagem terapêutica holística, que não apenas visa restaurar o equilíbrio neuroquímico e melhorar a funcionalidade cerebral, mas também busca facilitar a jornada do indivíduo em direção à individuação – um processo de autorrealização e integração dos conteúdos inconscientes na consciência. Isso implica um trabalho terapêutico que engloba tanto intervenções psicofarmacológicas, quando necessárias, quanto métodos psicoterapêuticos que promovem a exploração do mundo interno, como a análise de sonhos e a ativação da imaginação criativa.

Este enfoque dual ressalta a importância de um ambiente terapêutico que apoie o indivíduo tanto biológica quanto psicologicamente, oferecendo um espaço seguro para a exploração de conteúdos inconscientes e a expressão de complexos emocionais. Além disso, reconhece-se a necessidade de suporte social e comunitário, que serve como um contexto vital para o teste e a integração de novas perspectivas e comportamentos adaptativos.

A solidão, neste contexto, é reavaliada como um potencial espaço sagrado para a introspecção e o encontro com o Self, essencial para o processo de individuação. A capacidade de enfrentar e integrar as sombras, ao lado do desenvolvimento de uma relação consciente com o inconsciente, emerge como um aspecto crucial para a saúde mental e o bem-estar.

Assim, ao entrelaçar os insights da neurociência com a profundidade simbólica da Psicologia Analítica, este estudo abre novas avenidas para entender e tratar os impactos da pandemia na saúde mental, destacando a importância de uma abordagem que honre tanto a complexidade biológica quanto a riqueza psíquica do ser humano.

CONSIDERAÇÕES FINAIS

Sigmund Freud, considerado o pai da psicanálise, trouxe importantes contribuições para o entendimento do trauma transgeracional. Embora o termo *trauma transgeracional* não fosse utilizado na época de Freud, ele desenvolveu conceitos e teorias que podem ser aplicados a esse fenômeno.

Freud destacou a importância do inconsciente na formação da psique humana e na transmissão de experiências traumáticas. Ele argumentava que memórias e emoções reprimidas de eventos traumáticos podem ser transmitidas de uma geração para outra e influenciar o desenvolvimento psicológico dos indivíduos.

Um dos conceitos freudianos que se relaciona ao trauma transgeracional é o complexo de Édipo. Freud sugeria que as experiências emocionais e os conflitos vivenciados pela geração anterior podem ser internalizados e influenciar as relações e o desenvolvimento psicossexual das gerações futuras.

Além disso, Freud também estudou as defesas psíquicas, como a negação e a repressão, que podem estar presentes na tentativa de lidar com traumas passados. Esses mecanismos de defesa podem ser transmitidos de uma geração para outra, perpetuando os efeitos do trauma.

No entanto, é importante ressaltar que o entendimento do trauma transgeracional evoluiu desde os tempos de Freud, com novas abordagens e pesquisas sendo desenvolvidas. Atualmente, os profissionais de saúde mental, como psicoterapeutas, têm uma compreensão mais ampla e atualizada do trauma transgeracional, incorporando conhecimentos da psicologia, epigenética e outras disciplinas.

Carl Jung, um dos pioneiros da psicologia analítica, fez contribuições significativas para a compreensão do trauma transgeracional. Embora o termo *trauma transgeracional* não fosse utilizado na época de Jung, suas teorias e conceitos podem ser aplicados a esse fenômeno. Jung enfatizou a importância do inconsciente coletivo, que consiste em padrões de pensamento, memórias e símbolos compartilhados por toda a humanidade. Ele acreditava que as experiências traumáticas vividas por uma geração podem ser transmitidas inconscientemente para as gerações futuras.

Um dos conceitos junguianos que se relaciona ao trauma transgeracional é o arquétipo. Os arquétipos são padrões universais de pensamento e comportamento que são herdados e influenciam a psique humana. Jung argumentava que os traumas vividos por uma geração podem se tornar arquétipos, sendo transmitidos para as gerações seguintes.

Além disso, Jung também desenvolveu a teoria da individuação, que se refere ao processo de desenvolvimento pessoal e de integração dos diferentes aspectos do ser humano. Ele acreditava que, ao abordar e integrar os traumas passados, uma pessoa pode se libertar das influências negativas do trauma transgeracional e alcançar um maior equilíbrio psicológico.

No entanto, é importante ressaltar que o entendimento do trauma transgeracional evoluiu desde os tempos de Jung, com novas abordagens e pesquisas sendo desenvolvidas. Atualmente, os profissionais de saúde mental, como psicoterapeutas, têm uma compreensão mais ampla e atualizada do trauma transgeracional, incorporando conhecimentos da psicologia, epigenética e outras disciplinas.

A epigenética tem uma contribuição significativa para o trauma transgeracional e consiste no estudo das mudanças hereditárias na expressão gênica que não envolvem alterações na sequência de DNA. Essas mudanças podem ser influenciadas por fatores ambientais, incluindo experiências traumáticas.

No contexto do trauma transgeracional, a epigenética pode explicar como os efeitos do trauma podem ser transmitidos de uma geração para outra. Estudos têm mostrado que experiências traumáticas podem alterar os padrões de metilação do DNA e a estrutura das histonas, que são componentes-chave da regulação da expressão gênica.

Essas alterações epigenéticas podem levar a mudanças duradouras na expressão de genes relacionados ao estresse, regulação emocional e resposta ao trauma. Isso significa que os efeitos do trauma podem ser transmitidos para as gerações futuras, mesmo que essas pessoas não o tenham vivenciado diretamente.

Além disso, a epigenética também pode influenciar a forma como os indivíduos lidam com o trauma transgeracional. Estudos têm sugerido que certas variações genéticas e alterações epigenéticas podem estar associadas a uma maior vulnerabilidade ao trauma e a uma dificuldade em lidar com seus efeitos.

No entanto, é importante ressaltar que a epigenética não é o único fator envolvido no trauma transgeracional. O ambiente, o contexto social e outros fatores também desempenham um papel importante. A compreensão da contribuição da epigenética para o trauma transgeracional pode ajudar a desenvolver abordagens mais eficazes para a prevenção e o tratamento desse fenômeno.

Rachel Yehuda é uma renomada psiquiatra e pesquisadora que tem feito importantes contribuições para a compreensão do trauma transgeracional. Ela é conhecida por seu trabalho pioneiro na área da epigenética do trauma e suas consequências. Yehuda é diretora do Programa de Trauma e Resiliência do Hospital Monte Sinai, em Nova York, e professora de Psiquiatria, Neurociência e Genética na Escola de Medicina Icahn do Monte Sinai. Ela tem se dedicado a investigar como o trauma pode afetar as gerações futuras, mesmo que essas pessoas não tenham vivenciado diretamente o evento traumático.

Seus estudos têm demonstrado que as experiências traumáticas podem deixar marcas biológicas no DNA, alterando a expressão dos genes e afetando a forma como o organismo responde ao estresse. Essas alterações epigenéticas podem ser transmitidas para as próximas gerações, contribuindo para a transmissão do trauma. Além disso, Yehuda também tem investigado os mecanismos de resiliência e os fatores de proteção que podem ajudar a minimizar os efeitos do trauma transgeracional. Seu trabalho tem proporcionado uma compreensão mais aprofundada desse fenômeno complexo e tem sido fundamental para o desenvolvimento de abordagens mais eficazes de prevenção e tratamento. É importante ressaltar que o trauma transgeracional é um campo de pesquisa em constante evolução, e o trabalho de Rachel Yehuda tem contribuído significativamente para ampliar nosso conhecimento nessa área.

Desde a proposição de Sigmund Freud, no texto *Totem e Tabu* (1913-1914), sobre o Trauma Transgeracional do Complexo de Édipo, essa teoria tem sido utilizada para se estudar e compreender o trauma que ocorre dentro do ninho familiar. Somente depois da publicação da pesquisa sobre o trauma transgeracional de sobreviventes do Holocausto e seus descendentes, por Rachel Yehuda *et al.*, em 1998, e mais recentemente após o episódio do 11 de setembro de 2001, nos Estados Unidos, os estudos e pesquisas sobre o trauma transgeracional saíram do ambiente familiar para se debruçar sobre populações que sofreram alguma forma de genocídio, como sobreviventes de guerras, catástrofes naturais e atentados terroristas.

A dificuldade para tratar do conceito de trauma transgeracional com grupos humanos maiores do que a família decorre dos seguintes fatores: a) a abrangência da teoria; b) o uso negativo que se pode fazer do resultado das pesquisas; c) as dificuldades de realizar pesquisas de campo; d) o silêncio dessas populações sobre eventos históricos traumáticos; e) o silêncio da sociedade em geral sobre suas vítimas.

1. A abrangência da teoria – uma teoria que busca explicar os efeitos de fatos históricos traumáticos do passado sobre populações que vivem no presente tende a ser generalista demais. As generalizações correm o risco de desconsiderar outros fatores relevantes na explicação das precárias condições de vida dessas populações, como fatores geoeconômicos e geopolíticos, fatores sociais e mesmo o índice de ocorrências psiquiátricas naturais e comuns à população humana;
2. O risco do estigmatização e vitimização dessas populações – o risco que se corre, ao pesquisar o trauma transgeracional de populações que passaram pela experiência do genocídio, é de se empregar os resultados das pesquisas para se estigmatizar e, assim, vitimizar ainda mais essas populações. Rachel Yehuda *et al.* (1998) alertam que um reconhecimento dos efeitos profundos do trauma também pode servir para vitimizar e estigmatizar ainda mais o sobrevivente, sugerindo implicitamente um dano permanente, o que pode ser bastante contraditório com a percepção dos próprios sobreviventes sobre a superação dessa adversidade;
3. De acordo com as características socioeconômicas dessas populações, o método mais apropriado para se pesquisar o trauma transgeracional é o etnológico da pesquisa de campo, o que encarece os custos da investigação. Tais pesquisas, em países como o Brasil, são difíceis de serem realizadas devido à carência de financiamento das agências de fomento para pesquisas dessa natureza;
4. O silêncio das populações traumatizadas sobre o trauma é difícil de ser quebrado. A noção geral é de que o trauma deve permanecer no esquecimento. Tanto os autores do trauma transgeracional, aqueles que perpetraram o genocídio e carregam vergonha, quanto aqueles que sofreram o genocídio e carregam dor não querem falar sobre o tema.
5. O silêncio da sociedade sobre suas vítimas – existe um sentimento de vergonha entre a maioria da população descendente daqueles

considerados algozes. Isso se verifica, por exemplo, na Alemanha pós-nazismo e em lugares onde houve guerras civis no Brasil, como Canudos e Caldeirão. A pesquisa de campo nesses lugares constou que o silêncio sobre a guerra é absoluto.

REFERÊNCIAS BIBLIOGRÁFICAS

Referências Parte 1

AUGRAS, M.

A dimensão simbólica. Rio de Janeiro: Fundação Getúlio Vargas, 1967.

AZEVEDO, F. DE.

A cultura brasileira. Introdução ao estudo da cultura no Brasil. 4. ed. Brasília: UnB, 1963.

BLEULER, E.

Demencia precoz: el grupo de las esquizofrenias. Buenos Aires: Paidós, 1911.

BIRMAN, J.

Jung, a psicologia analítica e o resgate do sagrado. In: PINTO, G. C. (org.) *Viver mente e cérebro*. Carl Gustav Jung, o resgate do sagrado. 2. ed. rev. e atualizada. São Paulo: Duetto, 2006. p. 24-31 (Coleção Memória da Psicanálise, n. 2).

BOECHAT, C.

Cordial Racism: race as a Cultural Complex. In: AMEZANAGA, P.; BARCELLOS, G.; CAPRILES, A.; GERSON, J.; RAMOS, D. *Listening to Latin America*. Exploring cultural complexes in Brazil, Chile, Colombia, Mexico, Uruguay, and Venezuela. New Orleans: Spring Journal Books, 2012. p. 31-51.

CAPRILES, A.; GERSON, J.; RAMOS, D.

Listening to Latin America. Exploring cultural complexes in Brazil, Chile, Colombia, Mexico, Uruguay, and Venezuela. New Orleans: Spring Journal Books, 2012. p. 17-31.

CATHARINO, J. M.

Trabalho Índio em Terra de Vera ou Santa Cruz do Brasil. Tentativa de Resgate Ergológico. São Paulo: Salamandra, 1995.

CHAGAS, C. *et al*.

História do pensamento, do iluminismo ao liberalismo econômico. São Paulo: Nova Cultural, 1987.

Chevalier, J. C.; Gheerbrant, A.
Dicionário de Símbolos. 19. ed. Rio de Janeiro: José Olympio, 2005.
Ciampa, A. da C.
Identidade. *In:* lane, T. S. *Psicologia social:* o homem em movimento. São Paulo: Brasiliense, 1985.
Cozolino, L.
The neuroscience oh psychotherapy, healing the social brain. New York; London: W.W. Norton 7 Company, 2010.
Cozolino, L.
The Social Neuroscience oh Education. New York; London: W.W. Norton 7 Company, 2013.
Cyrulnik, B.
O murmúrio dos fantasmas. Tradução de Sônia Sampaio. São Paulo: Martins Fontes, 2005.
How your inner strength can set you free from the past. London: Penguin Books, 2009a.
Autobiografia de um espantalho. Histórias de resiliência: o retorno à vida. Tradução de Cláudia Berliner. São Paulo: Martins Fontes, 2009b.
Delumeau, J.
História do Medo no Ocidente 1300-1800. Uma Cidade Sitiada. São Paulo: Companhia das Letras, 1989.
Eisendrath, P. Y.; Dawson, T.
Manual de Cambridge para estudos junguianos. Porto Alegre: Artmed, 2002.
Eliade, M.
Mitos, sonhos e mistérios. Tradução de Samuel Soares. Lisboa: Edições 70, 1957. (Coleção Perspectiva do Homem).
O Sagrado e o Profano, a essência das religiões. Lisboa: Livros do Brasil, 1992.
O Xamanismo e as Técnicas Arcaicas do Êxtase. Tradução de Beatriz Perrone-Moisés e Ivone Castilho Benedetti. São Paulo: Martins Fontes, 2002.
Ellenberger, H. F.
Histoire de la découverte de L'inconscient. France: Simpe Editions Villerrbanne, 1974.
Fanon, F.
Pele negra, máscaras brancas. Tradução de Renato Silveira. Salvador: edufba, 2008.

Faria, D. L de; Freitas, L. V. de; Gallbach, M. R.
Sonhos na psicologia analítica. Novas perspectivas no contexto brasileiro. São Paulo: Paulus, 2014.

Feldman, B.
Towards a theory of organizational culture: integrating the "other" from a pos-Jungian perspective. *In*: Singer, T.; Kimbles, S. L. *The Cultural Complex.* Contemporary Jungian Perspectives on Psyche and Society. Hove; New York: Brunner-Routledge, Taylor, Francis Group, 2004. p. 251-262.

Freud, S.
Totem e tabu e outros trabalhos. Edição Standard Brasileira das Obras Psicológicas Completas de Sigmund Freud. Direção da Edição Brasileira: Jayme Salomão. Rio de Janeiro: Imago, 2006a.

Moisés e o monoteísmo, esboço de uma psicanálise e outros trabalhos. Edição Standard Brasileira das Obras Psicológicas Completas de Sigmund Freud. Direção da Edição Brasileira: Jayme Salomão. Rio de Janeiro: Imago, 2006b.

O futuro de uma ilusão, o mal-estar da civilização e outros trabalhos. Edição Standard Brasileira das Obras Psicológicas Completas de Sigmund Freud. Direção da Edição Brasileira: Jayme Salomão. Rio de Janeiro: Imago, 2006c.

Freyre, G.
Casa Grande e Senzala. 12. ed. Brasília: UnB, 1963.

Fundação Cultural Palmares.
Ministério da Cultura. Quilombos no Brasil. Revista Palmares, Brasília, n. 5, 2000.

Galili-Weisstub, E.
Collective trauma and cultural complex. In: Singer, T.; Kimbles, S. L. *The Cultural Complex.* Contemporary Jungian Perspectives on Psyche and Society. Hove; New York: Brunner-Routledge, Taylor, Francis Group, 2004. p. 147-171.

Gerson, J.
Malinchismo: betraying one's own. *In.*: Singer, T.; Kimbles, S. L. *The Cultural Complex.* Contemporary Jungian Perspectives on Psycheand Society. Hove; New York: Brunner-Routledge, Taylor, Francis Group, 2004. p. 35-46.

Gomes, A. M. de A.
O inconsciente coletivo em Carl Gustav Jung. 1988. Monografia (Conclusão de Curso de Graduação) – Faculdade de Biologia e Psicologia Maria Thereza, Niterói-RJ, 1988.

Um retrato da psicologia comunitária: a prática da Psicologia nas Organizações Não Governamentais no município do Rio de Janeiro 1993-1995. 1995. Dissertação (Mestrado em Psicologia) – Universidade Gama Filho, Rio de Janeiro, 1995.

Comunidade étnica do Quilombo do Mel da Pedreira: prevenção em saúde, desenvolvimento sustentável e educação inclusiva de jovens e adultos. 2011. Projeto de Extensão. Universidade Presbiteriana Mackenzie, São Paulo, 2011.

Psicologia social da conversão religiosa. São Paulo: Reflexão, 2013.

GORENSTEIN, C.; PANG WANG, Y.; HUNGERBUHLER, I.

Instrumentos de avaliação em saúde mental. Porto Alegre: Artmed, 2016.

HALBWACHS, M.

La mémoire collective. Paris: Albin Michel, 1997.

HENDERSON, J. L.

The foot-race for a prize. In: SINGER, T.; KIMBLES, S. L. *The Cultural Complex.* Contemporary Jungian Perspectives on Psyche and Society. Hove; New York: Brunner-Routledge, Taylor, Francis Group, 2004. p. 62-64.

Cultural Attitudes in Psychological Perspective. Toronto, Canadá: Inner City Books, 1984.

HEYWOOD, L. (ORG.).

Diáspora Negra no Brasil. São Paulo: Contexto, 2008.

HILLMAN, J.

O código do ser. Uma busca do caráter e da vocação pessoal. Tradução de Adalgisa Campos da Silva. São Paulo: Objetiva, 1997.

HOLANDA, S. B. DE.

Raízes do Brasil. 12. ed. Rio de Janeiro: José Olympio, 1978.

A visão do paraíso. Os motivos edênicos no descobrimento e colonização do Brasil. São Paulo: Companhia das Letras, 2010.

HUTZ, C. S.; ZANON, C.

Revisão da adaptação, validação e normatização da escala de autoestima de Rosenberg. Aval. psicol., Porto Alegre, v.10, n. 1, abr. 2011.

HUTZ, C. S.; ZANON, C.; VAZQUES, A. C. S.

Escala de autoestima de Rosenberg. In: HUTZ, C. S. *Avaliação em psicologia positiva.* Porto Alerge: Artmed, 2014.

JUNG, C. G.

Collected papers on Analytical Psychology. 2. ed. Londres: Balliere, Tindall, 1920.

Modern Man in Fearch of Soul. New York: Harcout, Brace, 1933.
O Homem e seus Símbolos. Tradução de Maria Lucia Pinho. Rio de Janeiro: Nova Fronteira, 1964.
Recuerdos, sueños, pensamientos. Nueva Yok: Pantheom Books, 1971.
Los complejos y el inconsciente. Tradução de Jesus Lopez Pacheco. Madrid: Alianza, 1974.
O homem, a descoberta da sua alma. Estrutura e funcionamento do inconsciente. Tradução de Camilo Alves Pais. Porto: Tavares Martins, 1975.
Psicologia da Religião Ocidental e Oriental. Petrópolis: Vozes, 1980.
A Dinâmica do Inconsciente. Tradução de Mateus Ramalho Rocha. Petrópolis: Vozes, 1984.
Modern man in search of a soul. Translated by W. S. Dell. London: Ark Paper Backs, 1985.
A prática da psicoterapia. Contribuição ao problema da psicoterapia e à psicologia da transferência. Tradução de Maria Luiza Appy. Petrópolis: Vozes, 1988.
Freud e a Psicanálise. Tradução de Lúcia Mathilde Endlich Orth. Petrópolis: Vozes, 1989.
Psicologia e religião oriental. Petrópolis: Vozes, 1991.
Psicologia em Transição. Tradução de Lúcia Mathilde Endlich Orth. Petrópolis: Vozes, 1993.
The Integration Of The Personality. New York: Farrar Rinehart, 1994a.
Estudos psiquiátricos. v. 1. Tradução de Lucia Mathilde Endlich Orth. Petrópolis: Vozes, 1994b.
Estudos Experimentais. v. 2. Tradução de Edgar Orth. Petrópolis: Vozes, 1997.
A dinâmica do inconsciente. Tradução de Mateus Ramalho Rocha. Petrópolis: Vozes, 1998.
O livro vermelho: Liber Novas. Editado por Shonu Shamdasani. Tradução de Edgar Orth. Petrópolis: Vozes, 2010.
Espiritualidade e Transcendência. Tradução de Nélio Schneider. Seleção e edição de Brigitte Dorst. Petrópolis: Vozes, 2015.

KAKAR, S.
Chamanes, místicos y doctores: una investigación psicológica sobre La Índia y sus tradiciones para curar. México: Fondo de Cultura Económica, 1993.

KALSCHED, D.
The inner world of trauma. Archetypal defenses of the personal spirit. Ney York: Brunner-Routledge, 1996.

O mundo interior do trauma, defesas arquetípicas do espírito pessoal. Tradução de Cláudia Gerpe Duarte. São Paulo: Paulus, 2013a.

Trauma and the soul. A psycho-spiritual approach to human development and its interruption. London; New York: Routledge, Taylor, Francis Group, 2013b.

KAWAI, T.

Postmodern consciousness in the novels of Haruki Murakami: an emerging cultural complex. *In*: SINGER, T.; KIMBLES, S. L. *The Cultural Complex.* Contemporary Jungian Perspectives on Psyche and Society. Hove; New York: Brunner-Routledge, Taylor, Francis Group, 2004. p. 90-102.

KENT, M.; DAVIS, M. C.; REICH, J. W.

The resilience handbook. Approaches to stress and trauma. New York; London: Routledge, 2014.

KIMBLES, S. L.

A cultural complex operating in the overlap of clinical and cultural space. In: SINGER, T.; KIMBLES, S. L. *The Cultural Complex.* Contemporary Jungian Perspectives on Psyche and Society. Hove; New York: Brunner-Routledge, Taylor, Francis Group, 2004. p. 199-2012.

KNOX, J.

Archetype, attachment, analysis. Jungian psychology and the emergent mind. New York; London: Routledge, 2012.

LANE, T. S.

Psicologia social: o homem em movimento. São Paulo: Brasiliense, 1985.

LEFÈVRE, F.; LEFÈVRE, A. M. C.; TEIXEIRA, J. J. V.

O discurso do sujeito coletivo. Uma nova abordagem metodológica em pesquisa qualitativa. Caxias do Sul: EDUCS, 2000.

MATTOON, M. A.

Como entender os sonhos. Tradução de Cláudia Gerpe Duarte. São Paulo: Paulus, 2013.

MATTOSO, K. DE Q.

Ser escravo no Brasil. Tradução de James Amado. São Paulo: Brasiliense, 2003.

MAUSS, M.

Sociologia e antropologia. São Paulo: Cosac & Naify, 2003.

MEURER, S.T.; LUFT, C.B.; BENEDETTI, T.R.; MAZO, G.Z.

Validade de construto e consistência interna da escala de autoestima de Rosenberg para uma população de idosos brasileiros praticantes de atividades físicas. Motricidade, Vila Real – Portugal, v. 8, n. 4, p. 5-15, 2012.

Mucchielli, A.

Dictionnaire des methods qualitatives en sciences humaines et sociales. Paris: Armand Colin, 1996.

Munanga, K.

Origens africanas do Brasil contemporâneo: histórias, línguas, culturas e civilizações. São Paulo: Global, 2009.

Nagy, M.

Questões filosóficas na psicologia da C.G. Jung. Tradução de Ana Mazur Spira. Petrópolis: Vozes, 2003.

Niederland, W. G.

The problem of the survivor: the psychiatric evaluation of emotional disorders in the survivors of Nazi persecution. Journal of the Hillside Hospital, v. 10, p. 233-247, 1961.

Peres, J.

Trauma e Superação. O que a psicologia neurociência e a espiritualidade ensinam. São Paulo: Roca, 2009.

Pinto, A. R. *et al.*

Quilombo do Brasil: segurança alimentar e nutricional em territórios titulados. Cadernos de Estudos, desenvolvimento em debate. Brasília: Ministério do Desenvolvimento Social e Combate à Fome, 2014.

Piratininga Júnior, L.

Dietário dos Escravos de São Bento: originários de São Caetano e São Bernardo. São Paulo: Hucitec; Prefeitura de São Caetano do Sul, 1991.

Ramos, D. G.

Corruption: Symptom of a cultural complex in Brazil? *In*: Singer, T.; Kimbles, S. L. *The Cultural Complex.* Contemporary Jungian Perspectives on Psyche and Society. Hove; New York: Brunner-Routledge, Taylor, Francis Group, 2004. p. 102-124.

Ramos, D. G.

The influence of ancestrally and skin color in self esteem and identity: a comparative study between graduate students from São Paulo and Salvador. (Pesquisa não publicada). São Paulo: pucsp, 2009a.

Ramos, D. G.

Non Ducor; Duco, I am not led, I lead. *In*: Amezanaga, P.; Barcellos, G.; Capriles, A.; Gerson, J.; Ramos, D.

Listening to Latin America. Exploring cultural complexes in Brazil, Chile,

Colombia, Mexico, Uruguay and Venezuela. New Orleans: Spring Journal Books, 2012. p. 51-75.

RAMOS, D. G. *et al.*

Identity formation and feelings of self-esteem: a comparative study between black and white students. Unpublished research. São Paulo: PUCSP, 2010.

REDIKER, M.

O navio negreiro: uma história humana. Tradução de Luciano Vieira Machado. São Paulo: Companhia das Letras, 2011.

REICH, J. W.; ZAUTRA, A. J.; HALL, J. S.

Handbook of adult resilience. New York/London: The Guilford Press, 2010.

REIVICH, K.; SHATTE, A.

The resilience factor. New York: Broadway Books, 2002.

RIBEIRO, D.

O povo brasileiro. A formação e o sentido do Brasil. 2. ed. São Paulo: Companhia das Letras, 1996.

Utopia selvagem. Saudade da inocência perdida, uma fábula. São Paulo: Global, 2014.

RODRIGUES, N.

Os africanos no Brasil. 4. ed. São Paulo: Nacional, 1976.

ROSENBERG, M.

Society and the adolescent self-image. *Science*, v. 148, n. 7, May 1965.

SABFORD, J. A.

Os sonhos e a cura da alma. Tradução de José Wilons de Andrade. São Paulo: Paulus, 1988.

SACO, J. A.

Acerca de la esclavitud y su historia. Palabra de Cuba. La Habana: Mario Reguera Gómez, 1982.

SALLES, V.

What does it mean to be in "The west"? Psychotherapy as a cultural complex – "Foreing" insigths into "domestic" healing practices. In: SINGER, T.; KIMBLES, S. L. *The Cultural Complex*. Contemporary Jungian Perspectives on Psyche and Society. Hove; New York: Brunner-Routledge, Taylor, Francis Group, 2004. p. 124-145.

SCHORE, A. N.

The Science of the art of psychoterapy. New York; London: W.W. Norton 7, 2012.

SCHREIBER, F. R.
Sybil. São Paulo: Círculo do Livro, 1971.
SCHÜTZENBERGER, A. A.
Aïe, mês aïeux. Liens transgérationnels, secrets de famille, syndrome danniversaire transmission des traumatismes et pratique du génosociogramme. Paris: Desclée de Brower/La Mèridienne, 1993.
The ancestor syndrome, transgenerational psychoterapy and the hidden links in the Family tree. London and New York: Routledge, Taylor & Franscis Group, 1998.
SCHWAB, G.
Haunting leagacies, violent histories and transgerational trauma. New York: Columbia University Press, 2010.
SHAMDASANI, S.
Jung e a construção da psicologia moderna. O sonho de uma criança. Tradução de Maria Silva Mourão Neto. São Paulo: Ideais e Letras, 2005.
SHEEHY, G.
Passagens – Crises previsíveis da vida adulta. 3. ed. Tradução de Donalson M. Garschagen. Rio de Janeiro: Francisco Alves, 1980.
Francisco Félix de Souza, Mercador de escravos. Rio de Janeiro: Nova Fronteira; UERJ, 2004.
SINGER, T.
The cultural complex and archetypal defenses of the group spirit: Baby Zeus, Ellian Gonzales, Constantine's Sword, and other holy wars (with special attention to the axis of evil). *In*: SINGER, T.; KIMBLES, S. L. *The Cultural Complex.* Contemporary Jungian Perspectives on Psyche and Society. Hove; New York: Brunner-Routledge,Taylor, Francis Group, 2004. p. 13-35.
SOLOMON, M. F.; SIEGEL, D. J.
Healing Trauma, attachment, mind, body, and brain. New York, London, W.W. Norton, 2003.
SOLOMON, Z.; KOTLER, M.; MIKULINCER, M.
Combat-related posttraumatic stress disorder among second-generation Holocaust survivors: preliminary findings. *Am J Psychiatry*, v. 145, n. 7, p. 865-868, 1988.
Stanford, J. A.
Os sonhos e a cura. Tradução de José Wilons de Andrade. São Paulo: Paulus, 1988.

STEIN, M.

On the politics of individuation in the Americas. In: SINGER, T.; KIMBLES, S. L. *The Cultural Complex*. Contemporary Jungian Perspectives on Psyche and Society. Hove; New York: Brunner-Routledge, Taylor, Francis Group, 2004. p. 262-275.

STERN, D. N.

O momento presente na psicoterapia e na vida cotidiana. Tradução de Celimar de Oliveira Lima. Rio de Janeiro: Record, 2007.

SYBIL.

Direção de Daniel Petrie. Elenco: Sally Field, Joanne Woodward, Brad Davis. Gênero: Drama. Baseado em livro de Flora Rheta Schreiber,1976.

TAUSSIG, M.

Xamanismo, colonialismo e o homem selvagem. Um estudo sobre o terror e a cura. Tradução de Carlos Eugenio Marcondes de Moura. São Paulo: Paz e Terra, 1993.

TILLICH, P.

Teologia sistemática. 5. Ed. São Leopoldo, RS : Sinodal, 2005.

TRACHTENBERG, A. R. C. *et al.*

Transgeracionalidade. De escravo a herdeiro: um destino entre gerações. Porto Alegre: Sulina, 2013.

VASCONCELOS, A. T. DE.

Les conteporains: Portuguais, Espagnóis et Brésiliens. Paris: Chez Tous Les Libraires de France, 1859.

VAZ SERRA, A.

A importância do auto-conceito. Psiquiatria Clínica. Coimbra, v. 7, n. 2, p. 57-66, 1986a.

O Inventário Clínico do Auto-Conceito. Psiquiatria Clínica, Coimbra. v. 7, n. 2, p. 67-87, 1986b.

Atribuição e autoconceito. Psychologica, Coimbra. v. 1, p. 127-141, 1988.

VAZ SERRA, A.; POCINHO, F.

Auto-conceito, coping e ideias de suicídio. Psiquiatria Clínica, Coimbra, v. 22, n.1, p. 9-21, 2001.

VIDAL, L.

Mazagão: a cidade que atravessou o Atlântico. São Paulo: Martins, 2008.

VIDEIRA, P. L.

Marabaixo, dança afrodescendente: significando a identidade étnica do negro amapaense. Fortaleza: UFC, 2009.

VIEIRA, A.

Cartas de Padre Vieira a Roque Monteiro Paim (1691). In: D'AZEVEDO, J. L. (coord.). *Manuscrito publicado em Cartas do Pe. Antonio Vieira*. Coimbra: Imprensa Universitária, 1928. Volume III, p. 622.

VIEIRA, H.

Bandeiras e Escravagismo no Brasil. São Paulo: Secretaria da Cultura, Esportes e Turismo, 1969.

VIERTELER, B. R.

A refeição das almas. São Paulo: Hucitec, 1990.

WAHBA, L. L.

São Paulo and the cultural complexes of the City: Seeing Through Graffiti. *In*: AMEZANAGA, P.; BARCELLOS, G.; CAPRILES, A.; GERSON, J.; RAMOS, D. *Listening to Latin America*. Exploring cultural complexes in Brazil, Chile, Colombia, Mexico, Uruguay and Venezuela. New Orleans: Spring Journal Books, 2012. p. 75-109.

WERNECK, J.; TRACI, N.; CRUZ, S.

Mulheres negras na primeira pessoa. Porto Alegre: Redes, 2012.

WESLEY-ESQUIMAUX, C.; SMOLEWSKI, M.

Historic Trauma an Aboriginal Healing. Ottawa, Canada: Aboriginal Healing Foundation, 2004.

WHITMONT, E. C.

A busca do símbolo – conceitos básicos da psicologia analítica. São Paulo: Cultrix, 2004.

WILKINSON, M.

Coming into mind. The mind-brain relationship: a Jungian clinical perspective. London; New York: Routledge Taylor, Francis Group, 2009.

Changing minds in therapy. Emotion, attachment, trauma & neurobiology. New York; London: W.W. Norton, 2010.

YEHUDA, R. *et al.*

Phenomenology & Psychobiology of the Intergenerational Response to Trauma. In: DANIELI, Y. *Intergenerational Handbook of Multigenerational Legacies of Trauma*. 1998a. Disponível em: https://www.researchgate.net/publication. Acesso em: 30 ago. 2015.

Vulnerability to posttraumatic stress disorder in adult offspring of Holocaust survivors. Am J Psychiatry, v. 155, n. 9, p. 1163-1171, 1998b. Disponível em www.researchgate.net/publication. Acesso em: 31 ago. 2015.

Holocaust Exposure Induced Intergenerational Effects on FKBP5 Methylation. *Biological Psychiatry*, 2015. Disponível em: www.sobp.org/journal p. 1-12. Acesso em: 02 set. 2015.

ZAUTRA, A. J. *et al.*

Resilience: a new definition of health for people and communities. *In*: REICH, J. W.; ZAUTRA, A. J.; HALL, J. S. *Handbook of adult resilience*. New York/London: The Guilford Press, 2010. p. xx-xx.

ZOJA, L.

*Trauma and abuse: t*he development of a cultural complex in the history of Latin America. *In*: SINGER, T.; KIMBLES, S. L. *The Cultural Complex*. Contemporary Jungian Perspectives on Psyche and Society. Hove; New York: Brunner-Routledge, Taylor, Francis Group, 2004. p. 78-79.

Referências Parte 2

ADAMS, M. V.

The Fantasy Principle: Psychoanalysis of the Imagination. Hove and New York: Brunner-Routledge, 2004.

BERGER, P.

O dossel sagrado: elementos para uma teoria sociológica da religião. 2.ed. São Paulo: Paulus, 1985.

Rumor de anjos, a sociedade moderna e a redescoberta do sobrenatural. Tradução de Waldemar Boff. 2. ed. Petrópolis: Vozes, 1997.

BERGER, P; LUCKMAN, T.

A Construção Social da Realidade. Tratado de Sociologia do Conhecimento. Tradução de Floriano de Souza Fernandes. 8. ed. Petrópolis: Vozes, 1973.

BLEGER, J.

Psico-Higiene e Psicologia Institucional. Porto Alegre: Artes Médicas, 1989.

BRANDÃO, J. M.; MAHFOUD, M.; NASCIMENTO, I. G.

A construção do conceito de resiliência em Psicologia: discutindo as origens. Belo Horizonte. Paidéia, v. 21, n. 49, p. 263-271, maio-ago. 2011.

CABRAL, A.

Dicionário de Psicologia e Psicanálise. Rio de Janeiro: Expressão e Cultura, 1971.

CAPLAN, G.

Princípios de Psiquiatria Preventiva. Rio de Janeiro: Zahar, 1980.

CARDOSO FILHO, A.

Prática Analítica: Lugar e Solidão. Revista de Psicologia, Fortaleza, v. 7/8, 1989.

CORRÊA, H.; BARRERO, S. P. (ED.).

Suicídio: uma morte evitável. São Paulo: Atheneu, 2006,

COZOLINO, L.

The neuroscience of psychotherapy, healing the social brain. New York; London: W.W. Norton 7 Company, 2010.

The Social Neuroscience oh Education. New York; London: W.W. Norton 7 Company, 2013.

DAMÁSIO, A. R.

E o cérebro ciou o homem. Tradução de Laura Teixeira Mota. São Paulo: Companhia das Letras, 2011.

DANTAS, M. A.

Isolamento Social Voluntário e Processos Criativos. 1993. Dissertação (Mestrado) – Universidade Gama Filho, Rio de Janeiro 1993.

DAWSON, T.; YOUNG-EISENDRATH, P.

Manual de Cambridge para Estudos Junguianos. Tradução Daniel Bueno. Porto Alegre, RS: Artmed, 2002.

ELLISON, C. W.

Solidão, uma doença psicológica. Tradução de Eduardo Brandão. Rio de Janeiro: Record, 1980.

FABER, M. A.; MAYER, J. D.

Personal intelligence and resilience: recovery in the broken connections. *In*: REICH, J. W.; ZAUTRA, A. J.; HALL, J. *Handbook of adult resilience*. New York/London: The Guilford Press, 2010.

FEDER, A. *et al.*

Psychobiological mechanisms of resilience to stress. In: REICH, J. W.; ZAUTRA, A. J.; HALL, J. S. *Handbook of adult resilience*. New York/London: The Guilford Press, 2010.

FENICHEL, O.

Teoria *Psicanalítica das Neuroses*. São Paulo: Atheneu, 1981.

FERREIRA, A. B. DE H.

Pequeno Dicionário Brasileiro da Língua Portuguesa. Rio de Janeiro: Civilização Brasileira, 1965 (v. I – Z).

FONSÊCA, R. S.

Religião e interioridade: o bem e o mal na vida de Martinho Lutero com o enfoque psicanalítico de Erik H. Erikson. 2007. Dissertação (Mestrado em Ciências da Religião) – Universidade Presbiteriana Mackenzie, São Paulo, 2007.

FREUD, S.

Escritores criativos e devaneios. Edição Standard Obras Completas, v. IX. Rio de Janeiro, 1908/1976.

O Mal-Estar na Civilização. Edição Standard das Obras Completas, v. XXI. Rio de Janeiro: Imago, 1980.

FROMM, E.

A Arte de Amar. Belo Horizonte: Itatiaia, 1976.

GARDNER, H.

Inteligências Múltiplas, a teoria na prática. Tradução de Maria Adriana Veronese. Porto Alegre: Artmed, 2000.

GOFFMAN, E.

A Representação do Eu na Vida Cotidiana. Petrópolis: Vozes, 1985.

GOMES, A. M. DE A.

Eclipse da alma. A depressão e seu tratamento sob o olhar da psicologia, da psiquiatria e do aconselhamento pastoral solidário. São Paulo: Fonte, 2010.

GRAHAM, L.

Bouncing back. Novato, California: New World Library, 2013.

HEIDER, F.

Psicologia das relações interpessoais. São Paulo: Editora UNESP, 1970.

HEIMBURGER, S. H. D. DE C.

Prazer e realidade na criatividade artística. Alter – Revista de Estudos Psicanalíticos, v. 29, n. 2, p. 105-115, 2011.

HILL, N.

A lei do triunfo. Rio de Janeiro: José Olympio, 1956.

HILLMAN, J.

O código do ser. Uma busca do caráter e da vocação pessoal. Tradução de Adalgisa Campos da Silva. São Paulo: Objetiva, 1997.

HOLLAND, R.

Eu e o Contexto Social. Rio de Janeiro: Zahar, 1979.

JAMES, W.

As variedades da experiência religiosa: um estudo sobre a natureza humana. São Paulo: Cultrix, 1991.

JUNG, C. G.

A Prática da Psicoterapia. Petrópolis: Vozes, 1957 (Obras Completas, v. XVI).

Memórias sonhos e reflexões. Rio de Janeiro: Nova Fronteira, 1975a.

O homem à descoberta da sua alma. Estrutura e funcionamento do inconsciente. Tradução de Camilo Alves Pais. Porto: Tavares Martins, 1975b.

Freud e a Psicanálise. Tradução de Lucia Mathilde Endlich Orth. Petrópolis: Vozes, 1989.

Jungian Center For The Espiritual Sciences.

Whole Person in Jungian Context. In the Grip of a Daimon. Disponível em: http://jungiancenter.org/essay/grip-daimon. Acesso em: 20 maio 2013.

Kaplan, H. I.; Sadock, B. J.

Compêndio de Psiquiatria. 2. ed. Porto Alegre: Artes Médicas, 1990.

Kaplan, H. I.; Sadock, B. J.; Grebb, J. A.

Compêndio de psiquiatria. Tradução de Maria Cristina Monteiro. Porto Alegre: Artes Médicas, 1997.

Kent, M.; Davis, M. C.; Reich, J. W.

The resilience handbook. Approaches to stress and trauma. New York; London: Routledge, 2014.

Krech, D.; Krutchfield, R.

Elementos de Psicologia. São Paulo: Pioneira, 1974.

Kretzmann, J. P.

Asset-based strategies for building resilient communities. *In*: Reich, J. W.; Zautra, A. J.; Hall, J. S.

Handbook of adult resilience. New York/London: The Guilford Press, 2010.

Kruger, H.

Aspectos Psicossociais da Gerontologia de Intervenção. *In:* seminário de educação, prevenção e gerontologia, Rio de Janeiro, 2004. *Anais* [...] Rio de Janeiro: Delegacia Estadual do Ministério da Educação e Desportos do Rio de Janeiro, 2004.

Laplanche, J.; Pontalis, J. B.

Vocabulário de Psicanálise. São Paulo: Martins Fontes, 1986.

Le Bon, G.

La Psychology des Foules. Paris: Gallimard, 1920.

El Temor a las Multitudes. *In*: Moscovici, S. *La Era de las Multitudes*: un tratado histórico de psicología de las masas. Trad. Aurélio Garzón Del Camino. México: Fondo de Cultura Económica 1985.

Leite, D. M.

Psicologia e Literatura. 4.ed. São Paulo: hucitec/Editora unesp, 1987.

LÉVY, P.

A Inteligência Coletiva: por uma Antropologia do Ciberespaço. 3. ed. São Paulo: Loyola, 2000.

LEWIN, K.

Princípios de psicologia topológica. São Paulo: Cultrix, 1973.

A teoria do campo nas ciências sociais. Barcelona: Paidós, 1988.

Resolvendo conflitos sociais: teoria de campo em ciências sociais. Washington, DC: Associação Americana de Psicologia, 1997.

LOTZ, J.

De la Soledad del Hombre: a propósito de la situación espiritual de la era técnica. Barcelona: Briel, 1961.

LUTHAR, S. S.; CICCHETTI, D.

The construct of resilience: Implications for interventions and social policies. *Development and Psychopathology*, v. 12, p. 857-885, 2000.

MANTEGA, G. *et al.*

Sexo e poder. São Paulo: Círculo do Livro, 1982.

MEAD, M.

Sexo e temperamento em três sociedades primitivas. São Paulo: Perspectiva, 1979.

MOSCOVICI, S.

La Era de las Multitudes: un tratado histórico de psicología de las masas. Trad. Aurélio Garzón Del Camino. México: Fondo de Cultura Económica, 1985.

OBERNDORFER, D.

Von der Eisamkeit des Menschen in Der Modernem Amerika. Nichem Geseilscha, Friburgo: 1958. *In:* TOLZ, J. *De la Soledad del Hombre*. Barcelona: Eskiel, 1961.

OTTO, R.

O Sagrado. Tradução de Prócoro Velasques Filho. São Bernardo do Campo, SP: Imprensa Metodista, 1985.

PAIVA, G. J. DE.

Dante Moreira Leite: um Pioneiro da Psicologia Social no Brasil. *Psicol. USP*, São Paulo, v. 11, n. 2, 2000. ISSN 0103-6564. Disponível em: http://www.scielo.br/scielo.php?pid=S0103-65642000000200003&script=sci_arttext. Acesso em: 07 maio 2013.

PINHEIRO, A. DE A. A.; TAMAYO, A.

Conceituação e Definição de Solidão. *Revista de Psicologia*, Fortaleza, v. 2, 1984.

Sexo e Solidão: uma revisão. *Arquivos Brasileiros de Psicologia*, Rio de Janeiro, v. 4/85, 1985.

RAMOS, D. G. *et al.*

Identity formation and feelings of self-esteem: a comparative study between black and white students. Unpublished research. São Paulo: PUCS, 2010.

RAMOS, D. G.; MACHADO, P. P.

Consciência e evolução. Viver mente e cérebro, São Paulo, p. 42-43, 2005.

RUSSELL, D.; FERGUSON, M. L.

Developing a measure of loneliness. Journal of Personality Assessment, 1978.

RUSSELL, D.; PEPLAU, L.A.; CUTRONA, C.E.

The Revised ucla Loneliness Scale: Concurrent and discriminant validity evidence. *Journal of Personality and Social Psichology*, 1980.

SABBAG, P. Y.

Resiliência - Competência para enfrentar situações extraordinárias na vida profissional. São Paulo: Elsevier, 2013.

SAMUELS, A.

Jung and the post-jungians. London, Boston, Melbourne and Henley: Routledge & Kegan Paul, 1985.

SCHOPENHAUER, A.

O mundo como vontade e representação. São Paulo: Contraponto, 2001.

SHEEHY, G.

Passagens - Crises previsíveis da vida adulta. 3. ed. Tradução de Donalson M. Garschagen. Rio de Janeiro: Francisco Alves, 1980.

SIMMEL, G.

Freedom and individual. Chicago: University of Chicago Press, 1971.

SOLOMON, A.

O demônio do meio-dia, uma anatomia da depressão. Tradução de Myriam Campello. Rio de Janeiro: Objetiva, 2002.

SOUSA, R. G.

Isolamento Social. *Brasil Escola*. Disponível em: https://brasilescola.uol.com.br/sociologia/isolamento-social.htm. Acesso em: 14 mar. 2018.

STERN, D. N.

O momento presente na psicoterapia e na vida cotidiana. Tradução de Celimar de Oliveira Lima. Rio de Janeiro: Record, 2007.

STORR, A.

Solidão. São Paulo: Paulus, 1996.

Solidão, a conexão com o eu. Tradução de Cláudia Gerpe Duarte. São Paulo: Benvirá, 2011.

WEISS, R.

Loneliness: Emotional and Social Isolation. Cambridge, Massachussets: Cambridge University Press, 1973.

WESLEY-ESQUIMAUX, C.; SMOLEWSKI, M.

Historic Trauma an Aboriginal Healing. Ottawa, Canada: Aboriginal Healing Foundation, 2004.

WHITMONT, E. C.

Conceitos básicos da psicologia analítica. São Paulo: Cultrix, 2004.

WILKINSON, M.

Coming into mind. The mind-brain relationship: a Jungian clinical perspective. London/New York: Routledge Taylor & Francis Group, 2006.

Changing minds in therapy. Emotion, attachment, trauma & neurobiology. New York/London: W.W. Norton & Company, 2010.